Pleyer u.a.
Cannabidiol

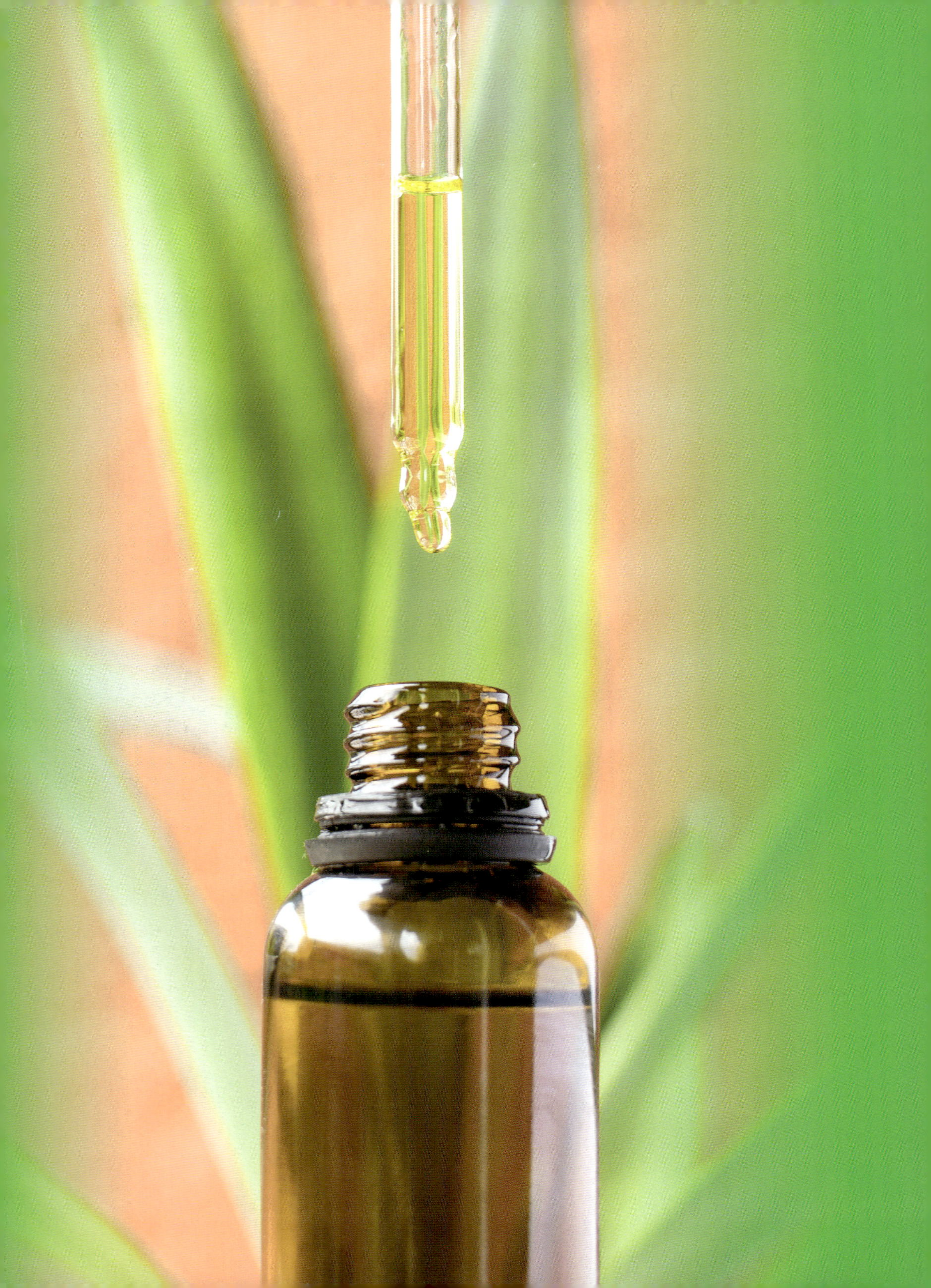

Dr. med. Iris Pleyer
Mag. Michael Hlatky
Philipp Hlatky, MA

Cannabidiol

Ein natürliches Heilmittel des Hanfs

2. aktualisierte Auflage

VERLAGSHAUS DER ÄRZTE

Impressum

© Verlagshaus der Ärzte GmbH, Nibelungengasse 13, A-1010 Wien

www.aerzteverlagshaus.at

2. Auflage 2020

ISBN 978-3-99052-226-4

Umschlag & Satz: Grafikbüro Lisa Hahsler, 2232 Deutsch-Wagram
Umschlagfoto: Shutterstock (FabrikaSimf)
Projektbetreuung: Mag. Hagen Schaub
Druck & Bindung: 2imPRESS s.r.o., 83104 Bratislava
Printed in Slovakia

Aus Gründen der leichteren Lesbarkeit – vor allem in Hinblick auf die Vermeidung einer ausufernden Verwendung von Pronomen – haben wir uns dazu entschlossen, alle geschlechtsbezogenen Wörter nur in eingeschlechtlicher Form – der deutschen Sprache gemäß zumeist die männliche – zu verwenden. Selbstredend gelten alle Bezeichnungen gleichwertig für Frauen und intersexuelle Personen.

Vorwort

Hanf, Cannabis sativa, Marihuana, Gras, THC, CBD, Cannabidiol – alles Begriffe, die für die Inhaltstoffe der Naturpflanze Hanf verwendet werden, aber nicht immer das Gleiche bedeuten. Je nach ideologischer Wertung werden diese Begriffe positiv oder negativ verwendet. Für die einen sind Hanfprodukte Teufelszeug und eine illegale Droge, die man unbedingt verbieten muss – für andere wiederum sind diese Mittel allein selig machende Naturheilmittel ohne Nebenwirkungen zur Lösung vieler medizinischer Probleme. Die Wahrheit liegt wahrscheinlich, wie so oft im Leben, irgendwo in der Mitte. Die Nutzpflanze Hanf ist eine der **ältesten Kulturpflanzen der Menschheit** mit einem vielfältigen Anwendungsbereich, als Basis für hochwertige Öle, als Faserpflanze für Seile und für Bekleidung und mit einer entspannenden, entzündungshemmenden Wirkung.

Der Anbau von Hanf – mit einem THC-Gehalt von unter 0,3 % – wird sogar von der EU gefördert, illegale Züchtungen mit einem THC-Gehalt von bis zu 38 % sind als berauschende, illegale Drogen aber verboten. Deren Besitz, Weiterverbreitung und Verwendung werden streng bestraft. In diesem Spannungsfeld möchten wir hier keiner Legalisierung des Cannabiskonsums das Wort reden, sondern haben **die nicht berauschende** Substanz der Hanfpflanze – das Cannabidiol – in den Mittelpunkt unserer Überlegungen gerückt. Seit der Legalisierung des Cannabiskonsums in einigen US-Bundesstaaten und der völligen Freigabe in Kanada kommen verstärkt medizinische Studien auf den Markt, welche die positiven Wirkungen vor allem von CBD (Cannabidiol) bestätigen. Da wird sich in der nächsten Zeit noch einiges tun und wir hoffen, diese Erkenntnisse in folgenden Auflagen dieses Buches entsprechend berücksichtigen zu können.

Im ersten Teil dieses Buches geben wir einen kurzen Überblick über die **wechselvolle Geschichte des Hanfes**, vor allem in den vergangenen 100 Jahren. Es folgt ein kurzer Beitrag über die **Herstellung von Cannabidiol** aus Hanf und Hanföl. Der dritte Teil gibt einen fundierten Überblick zu den durch **medizinische Studien belegten Wirkungen von Cannabidiol** in der komplementären (ergänzenden) Anwendung. Wir sind der Überzeugung, dass die Beschäftigung mit Cannabidiol als natürliches Heilmittel bei ausgewählten Erkrankungen ein vielversprechender Ansatz ist. Es kann ja nicht sein, dass man derzeit leichter zu schweren Opiaten auf Krankenschein kommt als zu nicht abhängig machenden Substanzen der Hanfpflanze. Noch einmal: Wir sprechen hier nicht von THC, sondern ausschließlich von CBD.

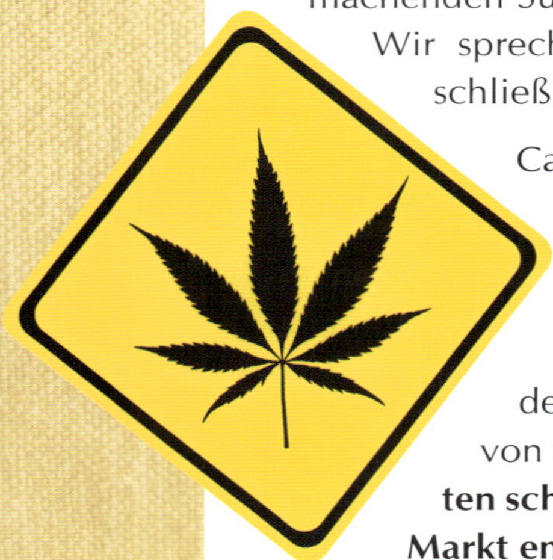

Cannabidiol wird zurzeit in Apotheken, vor allem aber über „Hanfshops" in unterschiedlicher und nicht standardisierter Qualität angeboten, was durchaus kritisch zu beurteilen ist. Wie das Lobbying der Apotheken für den exklusiven Verkauf von Cannabidiol zeigt, haben die **Pharmazeuten schnell erkannt, dass sich hier ein lukrativer Markt entwickelt**, den man nicht Hanfshops überlassen möchte. Für den Konsumenten ist das nicht immer von Vorteil, sind doch „Apothekerpreise" sprichwörtlich. Eine **Qualitätssicherung** mit entsprechendem Zulassungsverfahren ist auf jeden Fall wünschenswert. Das ließe sich ähnlich wie bei den Imkern regeln, die ihre Produkte ebenfalls als **Nahrungsergänzungsmittel** in Verkehr bringen. Jeder Imker, der seine eigenen Propolistropfen oder Gelée royale verkaufen möchte, muss diese von einer Zertifizierungsstelle (zumeist Imkervereinigungen) überprüfen und bestätigen lassen. Eine ähnliche Regelung sollte für Cannabidiol-Produkte auch möglich sein. Zurzeit hat man in manchen Vierteln größerer Städte das Gefühl, als existierten dort schon mehr Hanfshops als Fastfood-Restaurants.

Bedanken möchten wir uns beim Verlagshaus der Ärzte, dass wir das kontroversiell diskutierte Thema CBD – Hanf in seriösem Umfeld publizieren können. Unser besonderer Dank gilt Mag. Hagen Schaub für seinen wertvollen Input und alle Ergänzungen. Er ist mehr oder weniger der vierte Autor des Buches.

Die Autoren
Wien, Vasoldsberg im Jänner 2019

Vorwort zur 2. Auflage

Seit Erscheinen der 1. Auflage unseres Buches ist knapp ein Jahr vergangen, in dem so viele neue Studien zum Thema CBD und seinen medizinischen Einsatzmöglichkeiten publiziert wurden, dass wir uns veranlasst sahen, den Text über die medizinische Bedeutung und Anwendung von CBD in diesem Buch völlig neu zu schreiben und zu erweitern. Mit Stand Juni 2020 lassen sich in der medizinischen Suchmaschine PubMed bereits mehr als 3000 Artikel zum Thema Cannabidiol finden.

Die Autoren, im August 2020

Wussten Sie, ...

- dass Hanf (Cannabis sativa) eine der ältesten Kulturpflanzen der Menschheit ist? Archäologische Funde belegen die Verwendung von Hanf zur Erzeugung von Bekleidung bereits zwischen 8.000 und 10.000 v.Chr., also nach der letzten Eiszeit.
- dass Hanföl neben Leinöl die höchsten Konzentrationen an Omega-3- und Omega-6-Fettsäuren hat? Diese mehrfach ungesättigten Fettsäuren sind für eine gesunde Ernährung besonders wertvoll.
- dass Hanf mehr als 150 identifizierte Inhaltsstoffe hat, von denen nur das THC bewusstseinserweiternde Wirkungen hat? Hanföl, Cannabidiol und andere Inhaltsstoffe der Naturpflanze besitzen keinerlei „berauschende" Wirkungen.
- dass Hanf, die Komplementärpflanze des Hopfens, bis zum Reinheitsgebot von 1516 beim Bierbrauen verwendet wurde und erst auf Druck der katholischen Kirche durch den schlaffördernden und dämpfenden Hopfen ersetzt wurde?
- dass die erste Levi's-Jeans aus Hanf und nicht aus Baumwolle gefertigt wurde? Hanftextilien haben eine bis zu sechsfach längere Lebensdauer als Baumwolle. Dazu benötigt Hanf kaum künstlichen Dünger, keine Spritzmittel und deutlich weniger Wasser als Baumwollmonokulturen.

- dass Hanf den vierfachen Ertrag an Zellulose erbringt als Zellulose aus Bäumen und dass Hanfpapier wesentlich robuster, langlebiger und widerstandsfähiger ist als Holzpapier? Die Gutenbergbibel wurde genauso auf Hanfpapier gedruckt wie die amerikanische Unabhängigkeitserklärung und alle Dokumente und Bücher bis in die 1860er Jahre.

- dass bis in die 1920er Jahre rund 60 % der weltweit verordneten Schmerzmedikamente auf Cannabisbasis basierten? Erst die Monosubstanzen der chemischen und Pharmaindustrie verdrängten diese Cannabisprodukte aus der therapeutischen Anwendung, obwohl sie zum Teil mit starken Nebenwirkungen und Abhängigkeiten einhergehen. Heroin und Kokain wurden bei ihrer Einführung als „nicht abhängig machende" Alternativen zur Cannabismedizin propagiert – mit fatalen Folgen.

- dass vom Hanf praktisch alle Teile – vom Stängel über die Blüten bis zum Samen – sinnvoll verwertet werden können? Hanf wächst auch auf Grenzertragsböden, braucht kein Unkrautvertilgungsmittel, kaum chemischen Dünger und wird im Anbau von der EU gefördert (THC-arme Sorten).

- dass Hanf einen wichtigen Beitrag zu einer nachhaltigen und ressourcenschonenden Lebensweise leistet? Aus Hanf lassen sich Textilien, Papier, Seile, hochwertige Öle, Medikamente, Kunststoffe und Dämmstoffe erzeugen; nachwachsend und mit geringem bis gar keinem Chemieeinsatz.

Inhalt

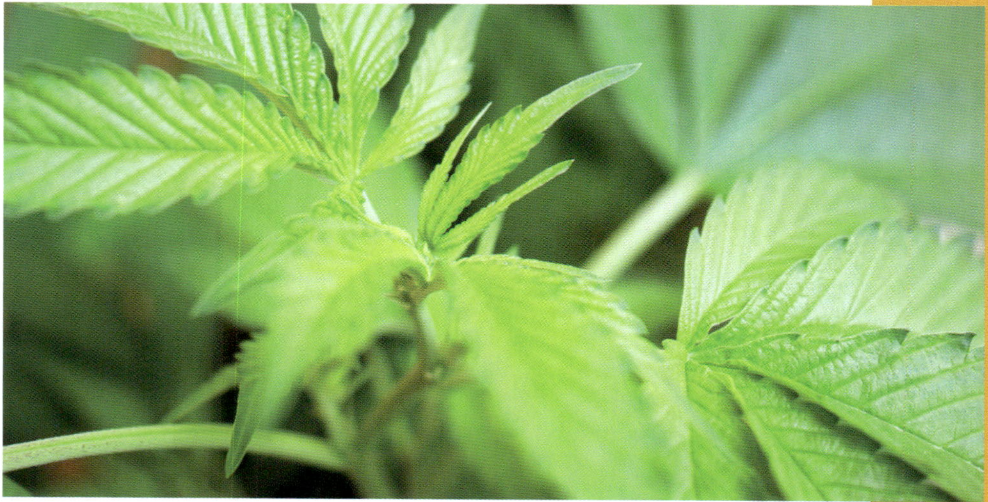

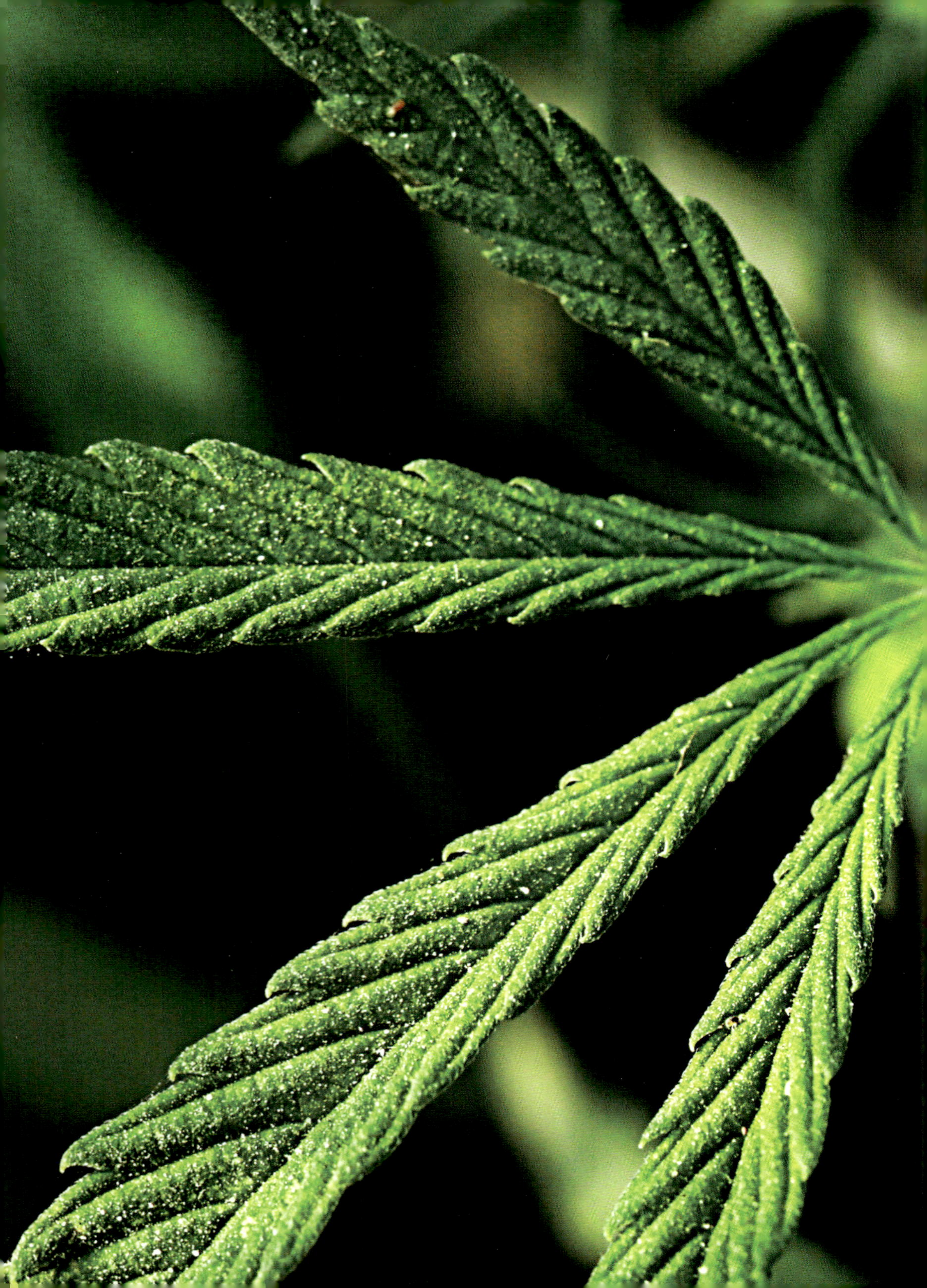

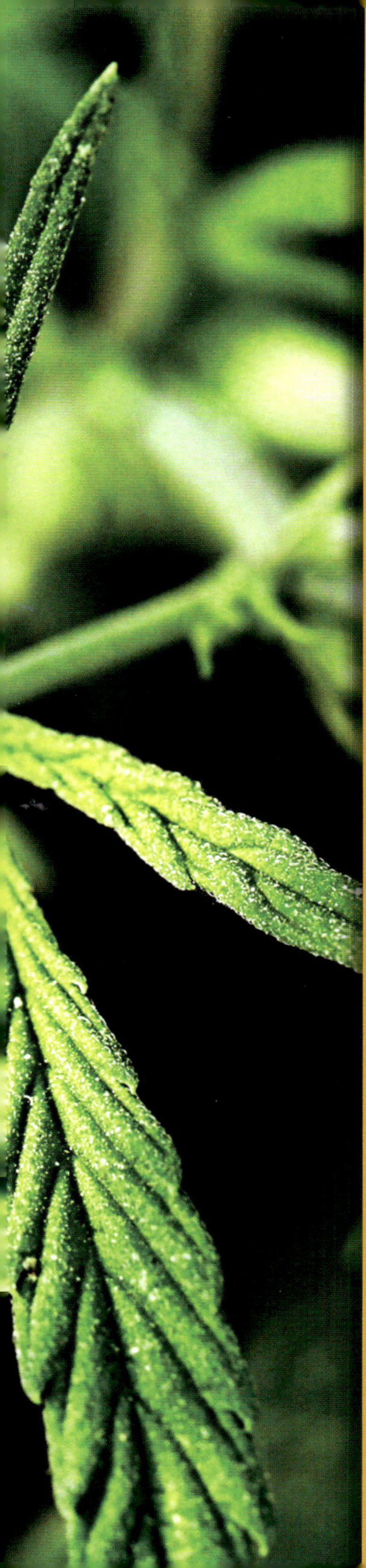

Hanf – eine uralte Kultur- und Heilpflanze

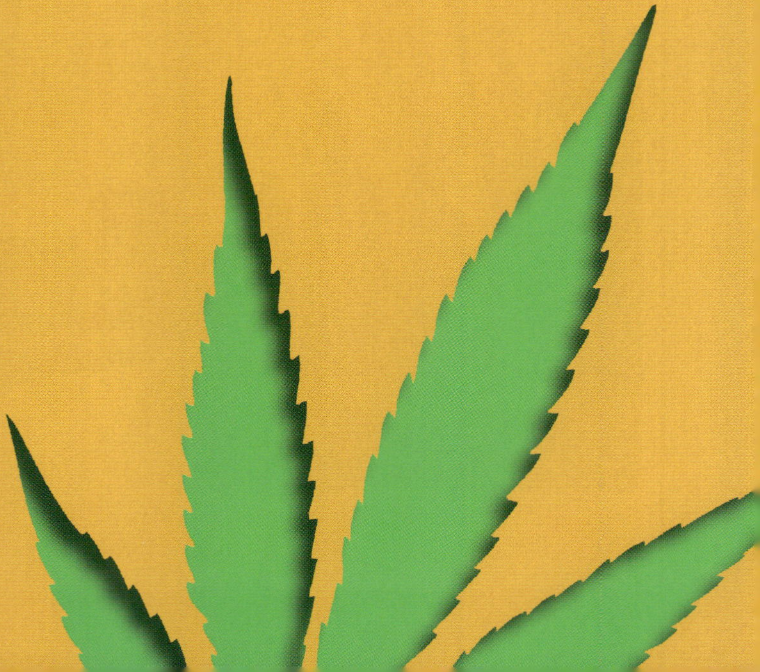

Hanf – eine uralte Kultur- und Heilpflanze

Hanf gehört zur Pflanzenfamilie der *Cannabicae*. Ähnlich wie der mit ihm verwandte Hopfen wächst Hanf in der rund dreimonatigen Vegetationszeit rasch heran, kommt aber im Gegensatz zum bis zu sechs Meter erreichenden Hopfen „nur" auf eine Höhe von maximal zwei bis vier Metern (manche Sorten bleiben auch weit darunter).

Hanf ist eine der ältesten Kulturpflanzen der Menschheit. Schon knapp nach der letzten Eiszeit vor rund 10.000 Jahren wurde Hanf als **Nutzpflanze** kultiviert. Die robuste, schnell wachsende Faserpflanze stellt geringe Ansprüche an Bodenverhältnisse, benötigt wenig bis keine Düngung und wächst noch auf Grenzertragsböden, die für andere Nutz-

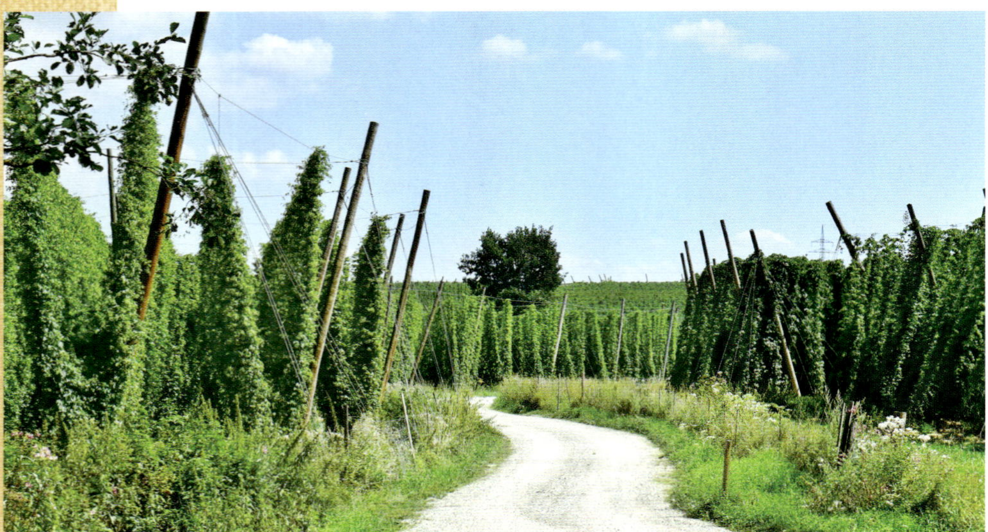

Hopfen, ein Verwandter des Hanfs

pflanzen wie Getreide nicht mehr geeignet sind. Ein weiterer Vorteil ist, dass Hanf die **ertragreichste Faserpflanze** vor Flachs (Lein) ist und dass alle Teile der Pflanze wirtschaftlich nutzbar sind. Aus den Fasern lassen sich salzwasserbeständige Taue und Segel genauso erzeugen wie langlebige, strapazierfähige Bekleidung.

Der Samen kann als nussähnliche Frucht genossen werden, Hanföl enthält wertvolle **Omega-3- und Omega-6-Fettsäuren** im für die menschliche Ernährung optimalen Verhältnis von 1:4.

Dass die Blätter und Blüten der Hanfpflanze durch den Inhaltsstoff des **THC bewusstseinserweiternde Wirkungen** auslösen, entspannend und leicht erotisierend wirken, war bereits den Schamanen, Heilkundigen und Ärzten des Altertums bekannt. Bei rituellen Handlungen, Festen und zu therapeutischen Zwecken wurde daher Hanf als natürliche Droge jahrtausendelang eingesetzt.

Die Hanfpflanze enthält über 500 Inhaltsstoffe, darunter mehr als 100 nachgewiesene sogenannte Phytocannabinoide, also pharmakologisch aktive Substanzen, von denen THC das bekannteste und am besten erforschte ist. **THC (Tetrahydrocannabinol)** wirkt auf den Menschen psychoaktiv, macht also „high", und ist der wichtigste Inhaltsstoff von Joints. Medizinisch spielt es vor allem in der Schmerztherapie eine Rolle. In diesem Buch geht es aber um das **Phytocannabinoid CBD (Cannabidiol)**, das über ein vielseitiges medizinisches Potential verfügt. Jede Hanfsorte weist einen unterschiedlichen CBD-Gehalt auf, die Schwankungsbreite liegt zwischen 0,6 und 1 %, wobei der untere Wert für eine sehr geringe, der obere bereits für eine sehr starke Wirkung steht.

Derzeit werden weitere Phytocannabinoide erforscht.

Die wechselvolle Geschichte des Hanfs

Hanf wurde schon in alten Kulturen als Nutzpflanze und Heilmittel kultiviert. Über seine ursprüngliche Herkunft wird spekuliert, derzeit gilt Kasachstan als mögliche „Urquelle".

Im Buch ***Shennong ben caojing***, das nach neueren Erkenntnissen zwischen 300 und 200 vor Christus verfasst wurde, wird Cannabisharz als Heilmittel gegen **Verstopfung, Frauenleiden, Gicht, Malaria, Rheuma** oder **Geistesabwesenheit** empfohlen.

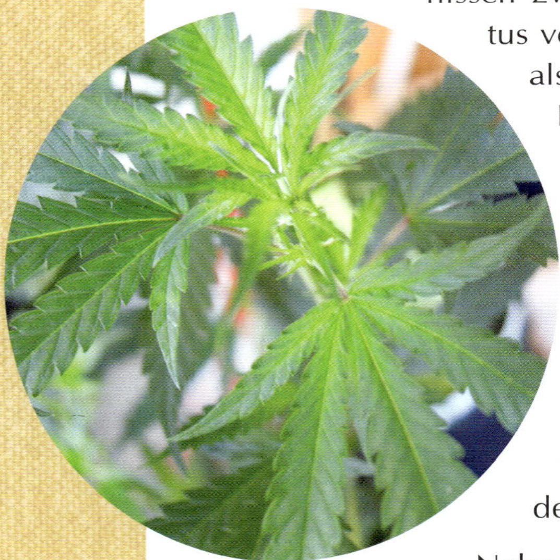

Der sogenannte **Papyrus Eber** aus dem alten Ägypten erwähnt Cannabis als „Heilmittel für den Zehennagel", auch in der altindischen Ayurveda-Heilkunde aus dem 7. Jahrhundert findet Hanf einen festen Platz.

Nahe Eisenberg in Thüringen wurde im Zuge von Ausgrabungen 5.500 Jahre alter Hanfsamen gefunden, und man geht anhand weiterer Funde heute davon aus, dass Hanf auch bei Kelten und Germanen verbreitet war. Ob er als Arzneimittel, zu kultischen Zwecken oder als Nahrungsmittel genutzt wurde, wissen wir allerdings nicht.

Aus Litauen stammt ein etwa 2.500 Jahre alter Hanfsamenfund sowie ein etwa 2.300 Jahre alter Hanffaden.

Im Buch *De materia medica* des griechischen Arztes **Pedanios Dioskurides** (1. Jahrhundert) findet sich eine Abbildung des Hanfs als Heilpflanze, Galenos von Pergamon (128/131–199/216) schrieb dem Hanf eine wärmende und austrocknende Wirkung zu.

Auch die altarabische Medizin kannte Hanf als Heilmittel, meist in Form des gepressten Samens oder als Öl. Im 10. Jahrhundert empfahl **Ishak ben Sulaymān** (840/50–932) Hanfsamenöl zur Behandlung von Ohrenkrankheiten, **Ibn-al Baitār** (um 1190–1248) nutzte den Samen als Mittel gegen Wurmbefall. **Yuhanna ibn Masawaih** (um 777–857) und der heute noch bekanntere **Avicenna** (um 980–1037) priesen den Saft der Blätter bei Hautkrankheiten an. **Ibn-al Baitār** (1197–1248) und **al-Qazwīnī** (1203–1283) beschrieben die schmerzstillenden Eigenschaften und nutzten Cannabis zur Behandlung von Nerven- und Augenschmerzen.

Hildegard von Bingen (1098–1179) schrieb dem Hanf bei all jenen eine gesundheitsfördernde Wirkung zu, die „im Kopf gesund sind", während er für alle, die „im Kopf krank sind", schädlich sei.

Cannabis satura im Kräuterbuch des Leonhart Fuchs (1543)

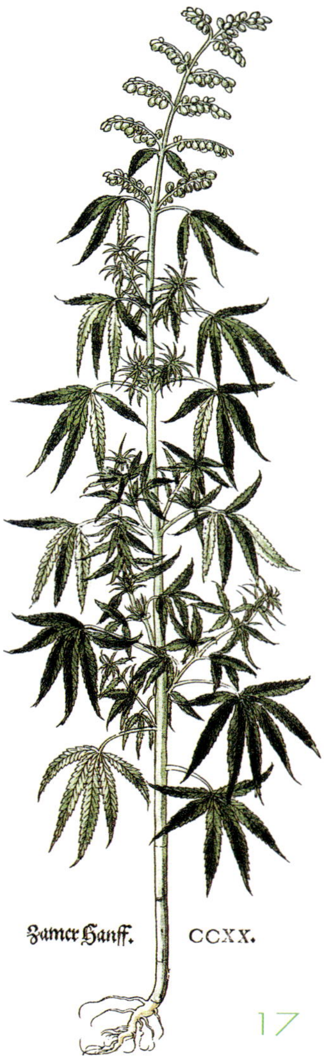

Der Geistliche und Gelehrte **Robert Burton** (1577–1640) empfahl in seiner *Anatomie der Melancholie* Hanf als Mittel gegen Depressionen, der Apotheker und Arzt **Nicholas Culpeper** (1616–1654), zeitweise der Hexerei angeklagt, sammelte die bis dato bekannten Berichte über Anwendungsmöglichkeiten des Hanfs und publizierte darüber im Jahr 1653.

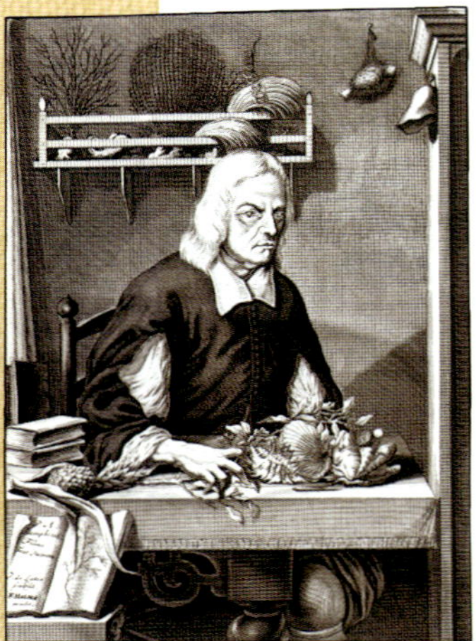
Georg Eberhard Rumpf

Im Rahmen seiner Forschungsreisen befasste sich der Botaniker und Naturforscher **Georg Eberhard Rumpf** (1627–1702) mit dem „Indischen Hanf", dessen Verwendung von dem Botaniker und Pharmakologen **Theodor Friedrich Ludwig Nees von Esenbeck** (1787–1837) im Jahr 1830 erstmals detailliert beschrieben wurde.

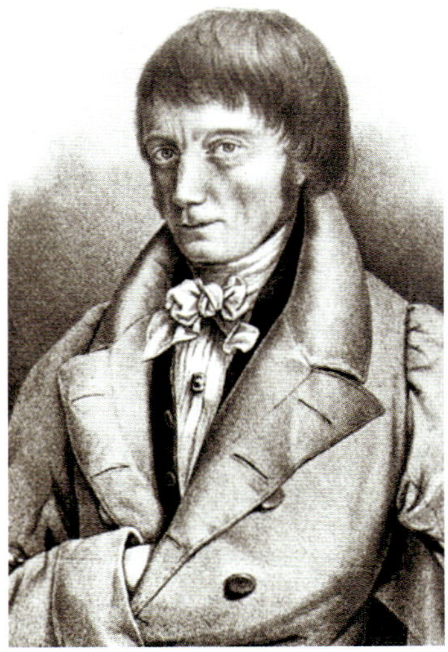
Theodor Friedrich Nees von Eisenbeck

Der schottische Arzt **Sir William Brooke O'Shaughnessy** (1809–1889) war als Armeearzt in Indien tätig und hatte dort Kontakt mit Ayurveda-Ärzten. Seine daraus gewonnenen Erkenntnisse betrafen auch den Hanf, und er empfahl Cannabistinkturen bei rheumatischen Beschwerden, Tetanus, kindlichen Krämpfen, Cholera sowie Schlaf- und Appetitlosigkeit.

Cannabis wurde noch im 19. Jahrhundert häufig als Schmerzmittel eingesetzt, das pharmazeutische Unternehmen Merck war mit den Produkten ***Cannabinon*** (1884) sowie ***Cannabin*** (1898) erfolgreich, die auch gegen rheumatische Erkrankungen, Hysterie, Depressionen und Psychosen verschrieben wurden.

Cannabis sativa, Abbildung aus Hermann Adolf Köhlers Medizinal-Pflanzen in naturgetreuen Abbildungen und kurz erläuternden Texten (1887). Hanf gilt zu dieser Zeit ganz selbstverständlich als Heilpflanze.

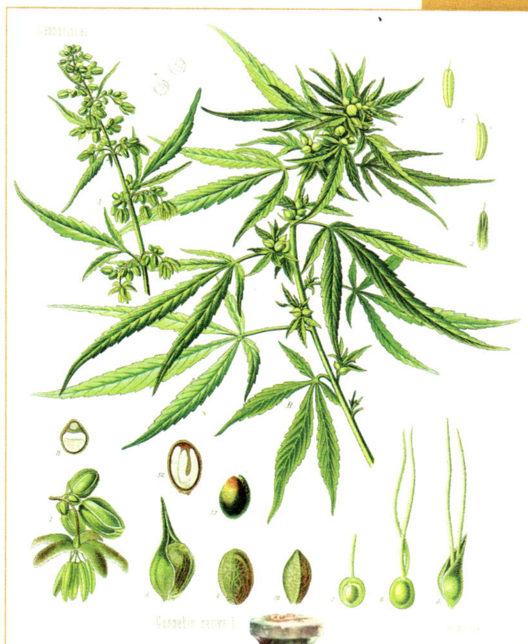

Behalten wir diesen kurzen „Ritt“ durch die Medizingeschichte des Hanfs im Hinterkopf, wenn wir uns später den aktuellen Forschungen zum medizinischen Nutzen des CBD zuwenden. **Man darf staunen, wie sich die Erkenntnisse der oft belächelten „alten Medizin“ mit den aktuellen Forschungsergebnissen decken ...**

Bis zum Aufkommen der synthetisch erzeugten Arzneimittel am Ende des 19. Jahrhunderts bestanden rund 60 % aller Schmerzmittel aus Cannabisprodukten. Erst die zumeist aus Erdöl oder dem Schlafmohn (Opium) erzeugten Arzneimonosubstanzen verdrängten, mit massiver Werbeunterstützung der aufstrebenden Chemie- und Pharmaindustrie, die aus dem Naturprodukt Hanf erzeugten Heilmittel. Die Firma Bayer

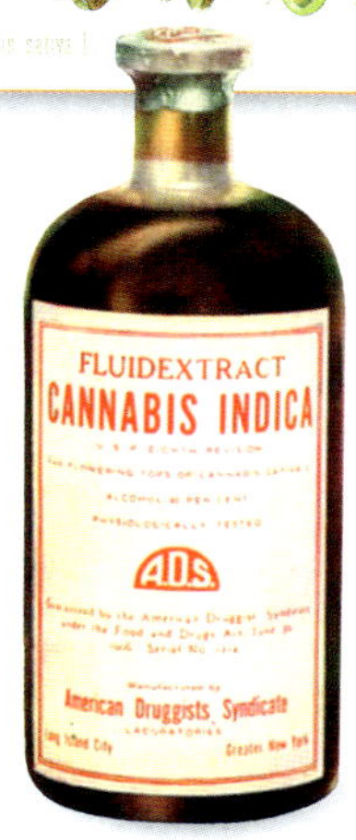

Cannabisextrakt um 1900

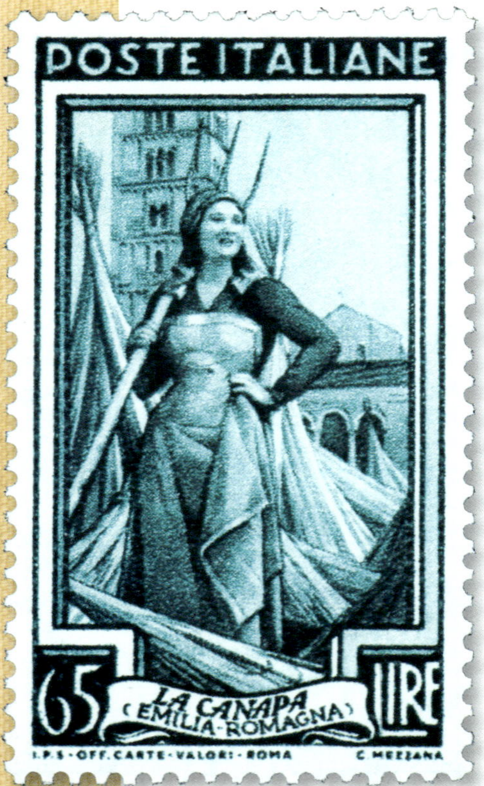

Hanfarbeiterin. Italienische Briefmarke aus dem Jahr 1950

beispielsweise bewarb 1898 ein Hustenmittel als zehnmal wirksamer als Kodein und *„garantiert nicht süchtig machenden Stoff"*. Der Name dieses vermeintlichen Wundermittels? Heroin.

Heute erhält man synthetisch erzeugte Suchtmittel wie **Methadon** und **Opiate** sowie immer neu entwickelte Derivate dieser Suchtgifte, die zu schweren Abhängigkeiten führen und starke Nebenwirkungen haben, auf **Krankenschein völlig legal über Apotheken**. Wenn Sie jedoch mit einer geringen Menge Cannabis für den Eigenbedarf erwischt werden, machen Sie sich in den meisten Ländern der Welt strafbar, bei größeren Mengen und beim Dealen mit Cannabisprodukten landen Sie gleich im Gefängnis. In einigen Ländern Südostasiens droht Ihnen sogar die Todesstrafe.

Um nicht missverstanden zu werden: **Wir sprechen hier *nicht* einer Legalisierung des Cannabiskonsums das Wort**, sondern wollen nur das Ungleichgewicht zwischen legalen Arzneidrogen, Genuss- und Nervengiften wie Alkohol und Nikotin und per Gesetz illegalen Substanzen aufzeigen. Schon der große Mediziner **Paracelsus** (1493–1541) wusste, dass nur die Dosis über Gift oder Nichtgift entscheidet.

Einen guten Überblick über die wechselvolle Geschichte des Hanfs bietet das Standardwerk ***Die Wiederentdeckung der Nutzpflanze Hanf*** des im Jahr 2010 verstorbenen US-amerikanischen Schriftstellers Jack Herer, der unter anderem akribisch die Verteufelung des Hanfs durch Chemie-, Papier- und Pharmaindustrie in den USA aufzeigt. Herer wies schon im Untertitel seines Buches (***eine der ältesten Kulturpflanzen der Erde könnte helfen, die Menschen ausreichend mit Kleidung, Papier, Öl, Brennstoff, Nahrung, Baumaterial und vielen Medizinen zu versorgen***) auf die vielfältigen Einsatzmöglichkeiten des Hanfs hin. Das Buch erschien in der Erstauflage vor mehr als 30 Jahren, viele der darin niedergeschriebenen Aussagen sind aber heute noch aktuell und gültig. Langsam beginnt aber ein Umdenkprozess ...

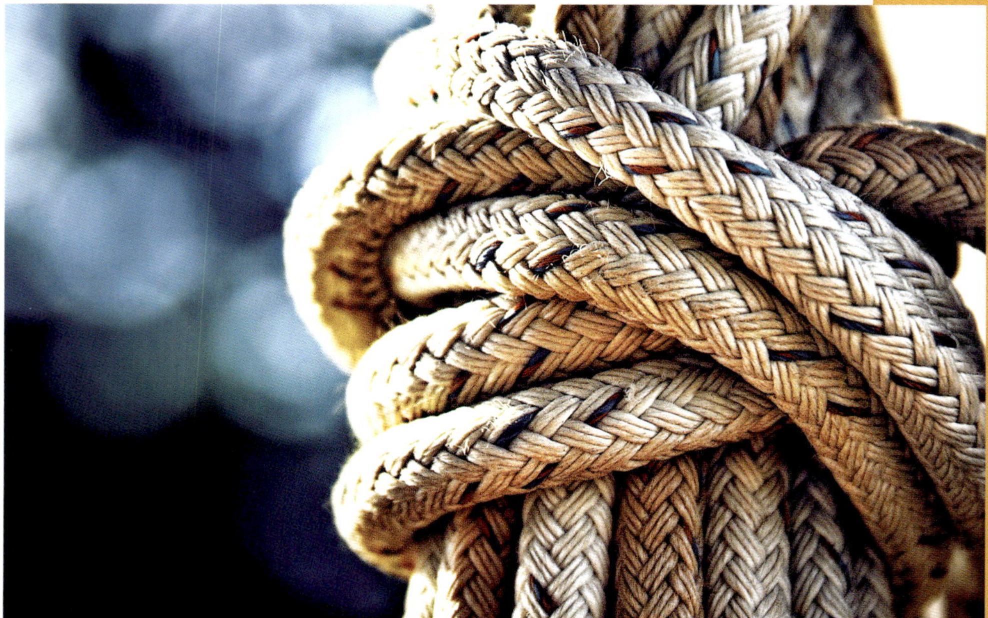

Hanf ist natürlich **kein Wunder- und Allheilmittel**. Der Anbau als Nutzpflanze mit seinem hohen Ertrag bei geringem umweltbelastenden Einsatz von Dünge- und Spritzmittel könnte aber als nachwachsender Rohstoff einen wichtigen Beitrag zum Erreichen der weltweit vereinbarten Klimaziele leisten.

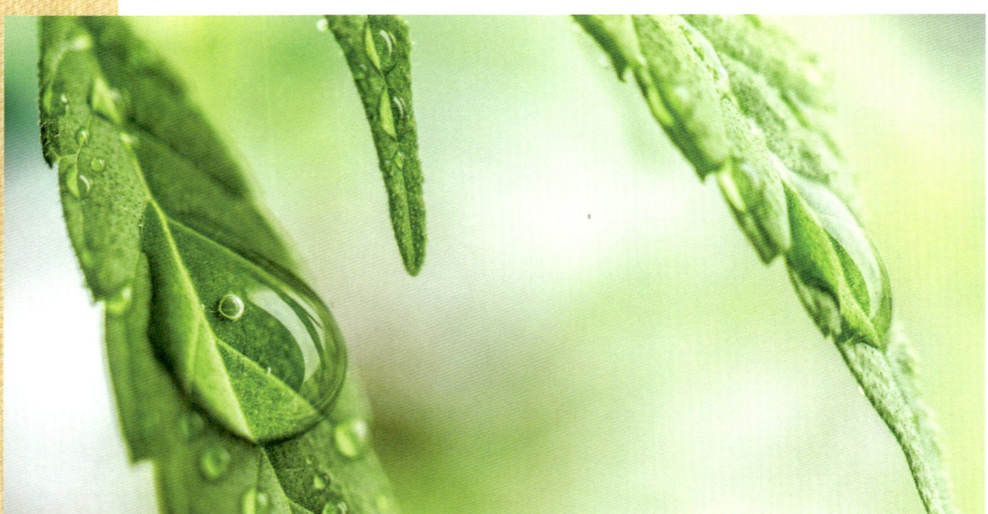

Die EU fördert über ihr Agrarbudget seit 1995 den Hanfanbau mit THC-armen Sorten, die nicht mehr als 0,3 % THC-Gehalt haben. Die berauschenden Sorten – aus denen Haschisch bzw. Marihuana gewonnen wird – enthalten durch entsprechende Züchtungen THC-Werte zwischen 35 und 38 %! Gerade in den letzten zehn Jahren ist so der THC-Gehalt kräftig gestiegen.

Hanf wurde übrigens schon seit alten Zeiten nicht nur medizinisch genutzt. Die Segel der phönizischen Handelsschiffe waren ebenso aus Hanf gefertigt wie die Taue und die Takelage der römischen Galeeren oder der Schiffe der Spanier und Portugiesen, die ab Beginn der Neuzeit über die Weltmeere zu anderen Kontinenten segelten. Venedigs Handelsflotte war auch aufgrund der hohen Qualität seiner Hanfseilindustrie erfolgreich. Die strapazierfähige und salzwasserbeständige Bekleidung der Matrosen bestand zu einem Großteil ebenfalls aus Hanftextilien. Selbige wurden auch von den alten Ägyptern und Griechen getragen. Die erste Levi's-Jeans der Goldgräber im Wilden Westen wurde nicht aus Baumwolle gefertigt, sondern aus den wesentlich haltbareren Hanffasern.

Bereits im alten China wurden im 9. Jahrhundert **Bücher aus Hanffasern** hergestellt. Aus Hanffasern erzeugtes Papier stand auch am Beginn der Gutenbergschen Revolution – dem Buchdruck zu Beginn der Neuzeit. Die Gutenberg-Bibel wurde ebenso auf Hanfpapier gedruckt wie alle wichtigen Dokumente bis in die 1860er Jahre. Bücher aus dieser Zeit haben sich bis heute bei entsprechender Pflege gut erhalten, während die später aus Holz erzeugten und mit Chlor gebleichten Papiere ab den 60er Jahren des 19. Jahrhunderts den Archivaren mitunter im wahrsten Sinne des Wortes unter den Fingern zerbröseln. Die meisten Gemälde alter Meister wurden auf „Leinwand" gemalt, die aus Hanffasern oder einer Mischung aus Leinen und Hanf bestand.

Von Hanf zu Marihuana und Hasch – der Feldzug gegen eine Kulturpflanze

Gegen Ende des 19. Jahrhunderts wurde die „normale Nutzpflanze" Hanf nach und nach als **gefährliche Droge stigmatisiert und verboten**. Der Begriff *Hanf* (engl. *hemp*) bzw.

die lateinische Bezeichnung *Cannabis sativa* war dafür aber zu „harmlos". Daher wurde nach einem anderen, „gefährlicheren" Begriff gesucht, den man in den USA bald mit dem **mexikanischen Slangwort *Marihuana*** gefunden hatte. Federführend war in diesem Zusammenhang einerseits der Medientycoon **William Randolph Hearst** (1863–1951), einer der wohlhabendsten und einflussreichsten Männer seiner Zeit, der rassistisch motivierte große Medienkampagnen gegen Latinos und Schwarze sowie gegen linke Künstler führte, in deren Kreisen Marihuana konsumiert wurde. Darüber hinaus war Hearst Besitzer zahlreicher Wälder und Papierfabriken und wollte auf diese Weise das Konkurrenzprodukt Hanf aus dem Markt schießen, da dessen Ernte durch verbesserte Maschinen immer einfacher und billiger geworden war. Aus Hanffasern konnte man ebenso Papier erzeugen wie aus Holz, allerdings zu weit geringeren Kosten.

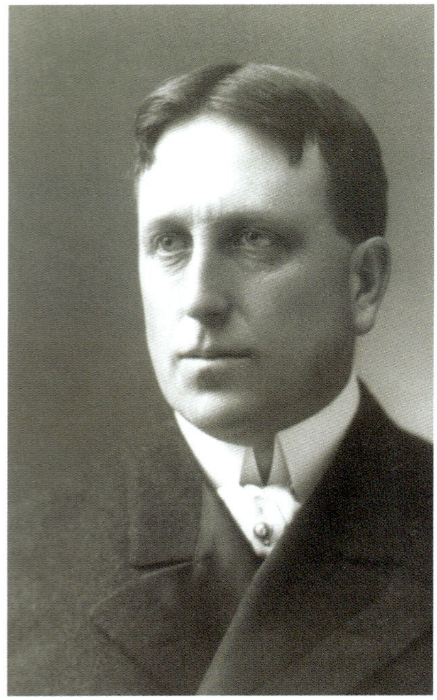

William Randolph Hearst (1906)

Der zweite Mann, der sich als einflussreicher Gegner des Hanfs positionierte, war der US-Diplomat **Harry Jacob Anslinger** (1892–1975). Er wurde 1930 Leiter des *Federal Bureau of Narcotics* und führte in dieser Funktion einen gnadenlosen Kampf gegen Drogen aller Art. Dabei ging es ihm nicht nur um gesundheitliche Kriterien, sondern ebenso wie bei Hearst um rassistische Ideologie. Anslinger unterstellte vor allem Schwarzen und Latinos, dass sie für den Großteil des US-amerikanischen Drogenkonsums verantwortlich seien und im berauschten Zustand weiße Frauen vergewaltigen. (Das kommt uns heute in anderem Zusammenhang irgendwie seltsam vertraut vor.) Seine erfolgreichen Anti-Drogen-Kampagnen führten schließlich dazu, dass im Jahr **1942 auch pharmazeutische Cannabisprodukte verboten wurden**. Interessanterweise ließ Anslinger aber heimlich weiter mit Drogen experimentieren, da er als Vorsitzender eines Geheimkomitees die Erzeugung einer sogenannten „Wahrheitsdroge“ beauftragte. Im Rahmen dieser „Forschungen“ wurden völlig ahnungslose Probanten mit harten Drogen vollgepumpt.

Unterbrochen wurde die Bekämpfung des Hanfs während des Zweiten Weltkrieges, da Hanf bei allen kriegsführenden Nationen vor allem für die Marine genutzt wurde (Schiffstaue), aber auch bei der Erzeugung von Schießpulver eine Rolle spielte. Kurios ist dabei eine deutsche Schrift in Reimform der Reichsabteilung II des Reichsnährstandes mit dem Titel ***Die lustige Hanffibel***. In den USA wurde zur selben Zeit ein Schulungsfilm für Farmer gedreht, da der Anbau von Hanf für die Kriegsindustrie von ele-

QR-Code Hanffibel
https://www.youtube.com/watch?v=ClJ-Mkt-ydk

QR-Code Hemp for Victory
https://www.youtube.com/watch?v=XWLpLIP3g-w

mentarer Bedeutung geworden war. Nach dem Krieg setzte sich die Verteufelung des Hanfs als Suchtmittel und illegale Droge rasch wieder fort.

Auch die chemische Industrie konnte der Verteufelung des Hanfs etwas abgewinnen. Zum einen benötigt Hanf **wenig bis gar keine Spritz- und Düngemittel**, was den Absatz entsprechender Produkte eingeschränkt hätte. Zum anderen forcierte man für die Bekleidungsindustrie die Verbreitung von Kunstfasern, die weit billiger waren als Hanffasern. Das galt dann auch für die verbesserten Naturfasen aus Jute, Sisal oder Baumwolle, und letztere bot durch ihren intensiven Anbau wieder Absatzchancen für Dünger und Spritzmittel. Die Auswirkungen des exzessiven Baumwollanbaus kann man heute beispielhaft im Kaukasus rund um den Aralsee „bewundern“: Versteppung der Böden und eine Vergeudung der lebenswichtigen Ressource Wasser.

Der neu entstandenen Pharmaindustrie, die Monosubstanzen statt Pflanzenteile synthetisierte und unliebsame Konkurrenten vom Markt verdrängen wollte, kam die Bekämpfung des Hanfs als illegale Droge ebenfalls gelegen, denn Hanf war ein sehr günstiger und vor allem nicht patentierbarer Rohstoff zur Herstellung von Schmerzmitteln, die somit billiger gewesen wären als die synthetisch produzierten.

Unterstützt und verstärkt wurden die Kampagnen gegen den Hanf vielerorts durch staatliche Stellen. Bei der Bestrafung der nun illegalen Nutzung waren beispielsweise die US-Behörden und Gerichte wesentlich erfolgreicher als beim Verbot des Alkoholkonsums während der Prohibition. Man stelle sich nur den Aufschrei der Weinbauern, Obstbauern und der Bierindustrie vor, wenn man den Anbau von Braugerste oder das Kultivieren von Weinstöcken verbieten würde oder Obstbäume vernichtet, da aus den Früchten alkoholhaltiger Most erzeugt werden kann. Oder den Aufschrei harmloser Imker, die aus dem von ihren Bienen gewonnenen Honig durch Vergärung Met erzeugen.

Das **Anbauverbot von Hanf** zielte natürlich nicht nur auf das landwirtschaftliche Naturprodukt ab, sondern auch auf den Konsum der THC-haltigen Pflanzenteile und damit eines Rauschmittels. Doch gerade in diesem Bereich hat das Verbot leider ganz andere Profiteure sehr reich gemacht. Schätzungen von Ökonomen der Harvard University gehen davon aus, dass (Stand 2018) rund die Hälfte der weltweiten **Umsätze mafiöser Organisationen** in der Höhe von rund 500 Milliarden Dollar jährlich auf den illegalen und nicht versteuerten Verkauf von Cannabisprodukten entfällt. Eine teilweise Legalisierung und gelenkte Kontrolle des Cannabiskonsums würde den dunklen Geschäften dieser

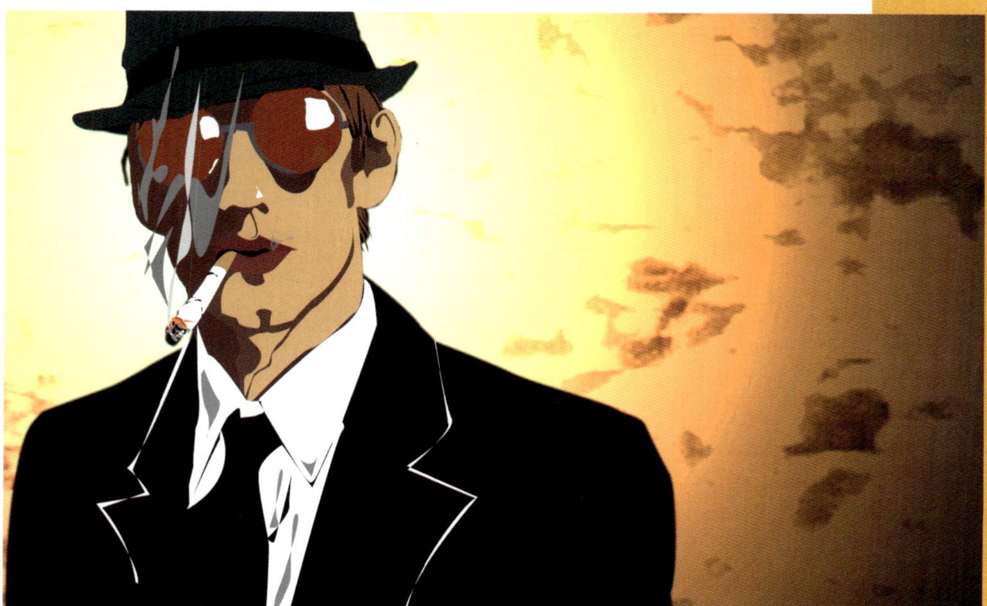

Organisationen viel Boden entziehen. Die frei werdenden Kapazitäten, die man sonst für die Verfolgung von Kleinkriminellen und Straßendealern aufwendet, könnten in die Bekämpfung von harten Drogen umgelenkt werden. Eine Besteuerung der Cannabisprodukte wie bei Alkohol und Nikotin könnte alleine in den USA rund 45 Milliarden Dollar zusätzliche Staatseinnahmen pro Jahr erbringen. Es ist verwunderlich, warum „legale" Drogen wie Alkohol und Nikotin akzeptiert und als willkommene Basis für Steuereinnahmen gesehen werden, Cannabis bzw. medizinische Produkte auf Cannabisbasis jedoch als illegale Drogen und Suchtmittel betrachtet werden. Und man darf schon fragen, warum etwa Zucker und krankmachende Stoffe wie Transfette in unserer Junkfood-Ernährung, deren Konsum nachgewiesenermaßen schädlich ist, nicht besteuert werden.

Einige wichtige Begriffe

Cannabis: lateinische Bezeichnung für Hanf.

Marihuana (auch Gras oder Weed): Krautprodukt der weiblichen Hanfpflanze. In der Regel wird damit eine THC-haltige Mischung aus getrockneten Blüten und unbefruchteten weiblichen Blütenständen bezeichnet.

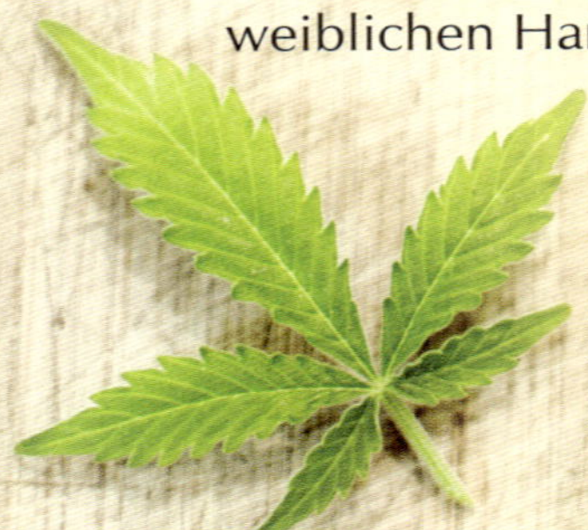

Hasch (auch Shit): bezeichnet ein THC-haltiges Harzextrakt, das aus Teilen der weiblichen Hanfpflanze gewonnen und meist zu Platten oder Blöcken gepresst wird.

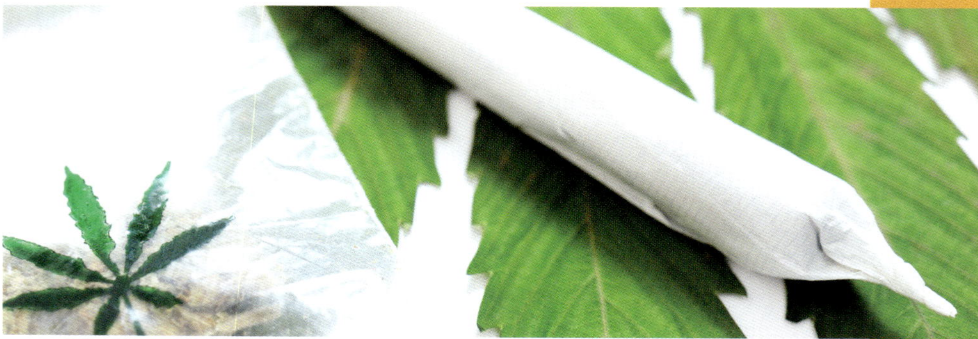

Hanf — das Für und Wider

Cannabis, Marihuana und Hasch mit hohen THC-Werten sind natürlich **rauscherzeugende, bewusstseinserweiternde Substanzen**, die ganz sicher nicht unkontrolliert an Kinder und Jugendliche abgegeben werden dürfen. Und auch Erwachsene sind gut beraten, sie nicht dauerhaft zu konsumieren.

Wer schon in jungen Jahren, regelmäßig und relativ viel THC zu sich nimmt, könnte sich nach aktuellen Studien mit hoher Wahrscheinlichkeit folgenden Risiken aussetzen:

- plötzlicher Herztod (bei Menschen mit Bluthochdruck oder Arteriosklerose),
- Unruhe und Angstgefühle,
- psychische Abhängigkeit,
- starke Beeinträchtigung der kognitiven und motorischen Fähigkeiten (Kiffer verursachen allein in Kanada jährlich ca. 50.000 schwere Verkehrsunfälle mit Todesfolge oder ernsten Verletzungen),
- Senkung des Intelligenzquotienten durch Schädigung des zentralen Nervensystems.

Sind Haschisch, Marihuana & Co. aber auch ein Einstieg für wirklich gefährliche Drogen wie Heroin, Kokain, Ecstasy und andere synthetisch erzeugte Designerdrogen, die den Markt überschwemmen? Hier gehen die Meinungen der Experten – wie bei so vielen Dingen – auseinander. Fakt ist, dass mit Verboten noch niemand vom „Ausprobieren" illegaler Substanzen abgehalten wurde. Man macht diese Substanzen damit gerade für Jugendliche und junge Erwachsene nur interessant. Die Erfahrungen mit der Prohibition in den USA oder dem streng geregelten Zugang zu Alkohol in den Ländern Skandinaviens zeigen, dass ein völliges Verbot nicht durchführbar ist. Damit wird nur der illegale Handel durch mafiöse Organisationen gefördert und deren unversteuerte Gewinne aus diesen Geschäften steigen. Eine **kontrollierte Abgabe und Besteuerung THC-haltiger Hanfprodukte** hätte wahrscheinlich volkswirtschaftlich gesehen einen wesentlich besseren Lenkungseffekt.

Laut einem im Januar 2019 publizierten Beitrag im *Journal of Neuroscience* soll bereits der Konsum von zwei THC-haltigen Joints die Hirnanatomie von 14-Jährigen nachhaltig verändern. Das war jedenfalls das Ergebnis einer allerdings kleinen Studie mit 46 Teilnehmern, die im Alter von 14 Jahren nach eigener Aussage lediglich ein- bis zweimal Joints konsumiert hatten. Mit einer auf Magnetresonanztherapie basierenden Methode hatte man das Volumen der sogenannten grauen Substanz (äußere Schicht der Hirnrinde) gemessen und festgestellt, dass diese bei den Jointkonsumenten deutlich größer war als bei einer gleichaltrigen Kontrollgruppe. Am größten waren die Unterschiede in jenen Hirnregionen, in denen Cannabionidrezeptoren aktiv sind, also in der Amygdala und im Hippocampus. Da geregeltes Schrumpfen der grauen Substanz ein wesentlicher

Bestandteil der Reifung des Hirns im Zuge des Erwachsenwerdens ist, liegt der Verdacht nahe, dass bereits geringe THC-Mengen bei 14-Jährigen zu Störungen des Reifungsprozesses führen und damit die geistige Gesundheit beeinflussen. Zudem zeigte sich, dass dieser Prozess bereits bei 16-jährigen THC-Konsumenten weit geringer war.

Hanf ist **keine Wunderpflanze** und schon gar kein Allheilmittel. Alles, was wirkt, hat auch Nebenwirkungen. Die Nebenwirkungen der Naturdroge sind unter dem Begriff „high" bekannt. Bei Konsum dieser Drogen kommt es zu einer Beeinträchtigung der motorischen und mentalen Fähigkeiten durch den rauscherzeugenden Wirkstoff THC. Unter Cannabiseinfluss ist das Lenken eines Kraftfahrzeuges genauso verboten wie nach Alkoholgenuss. Eine 2018 in Österreich veröffentlichte Studie kam zum Ergebnis, dass rund **4 % der Autolenker**, das wären hochgerechnet 180.000 Fahrer in Österreich – überwiegend männlich zwischen 20 und 35 Jahren –, schon einmal unter dem Einfluss von Drogen ein Kraftfahrzeug in Betrieb genommen haben.

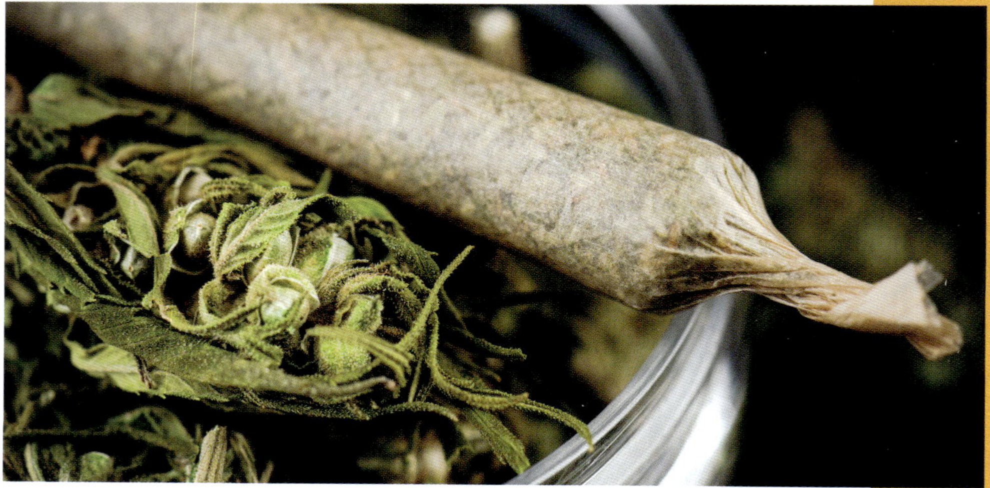

Verwendungsmöglichkeiten des Hanfs Bekannt sind über 50.000 Möglichkeiten, hier sind die wichtigsten angeführt		
Samen	Öl	■ Speiseöl ■ Treibstoff ■ Farben ■ Körperpflegemittel
	Kerne	■ Mehl ■ Bier ■ Tierfutter ■ Butter
Blätter & Blüten		■ Streugut für Tiere ■ Mulch ■ Arzneimittel
Stängel		■ Textilien ■ Dämmstoffe ■ Seile/Taue ■ Kunststoffe ■ Papier ■ organischer Kompost ■ Streugut für Tiere ■ Faserplatten
Wurzeln		■ organischer Kompost ■ Arzneimittel

Viele Aspekte der alten Kulturpflanze Hanf sind es allerdings wert, dass man sich näher mit ihren Vorzügen beschäftigt, ohne die Grenzen und Nebenwirkungen auszublenden. In einer Zeit, wo wir ständig von **Klimawandel**, erodierenden Böden, Versorgungslücken mit Lebensmitteln bei der weltweit wachsenden Weltbevölkerung hören, kann Hanf – man kann es nicht oft genug betonen –, bei dem alle Pflanzenteile wirtschaftlich nutzbar sind, einen Beitrag im Sinne von **Nachhaltigkeit** und **naturnaher Landwirtschaft** leisten. Klar ist, dass damit Interessen verschiedenster Industriezweige gestört und beeinträchtigt werden (siehe oben).

Öle, gewonnen aus der Naturpflanze Hanf, sind als Speiseöle genauso zu verwenden wie zum Herstellen von **biologisch abbaubaren Lacken**. Als Heilmittel wurde Hanföl aber in den Bereich der „Nahrungsergänzungsmittel" abgestuft. Viele Studien belegen indessen die Wirksamkeit solcher Naturprodukte bei chronischen Krankheiten; zumindest kann man auf **Linderung der Beschwerden** hoffen, mit deutlich geringeren Nebenwirkungen. Nicht immer sind diese „Lifestyle-Produkte" jedoch günstiger als klassische Arzneimittel.

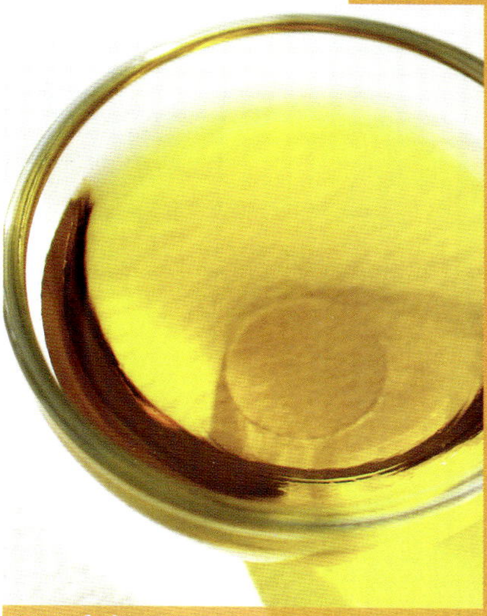

Hanföl

Selbst Kunststoffe, beispielsweise für die Innenausstattung von Automobilen, lassen sich aus Hanffasern erzeugen. Diese sind robust, langlebig und leichter als **Kunststoffteile** und erzeugen beim späteren Entsorgen keine weiteren Probleme.

Hanfmehl

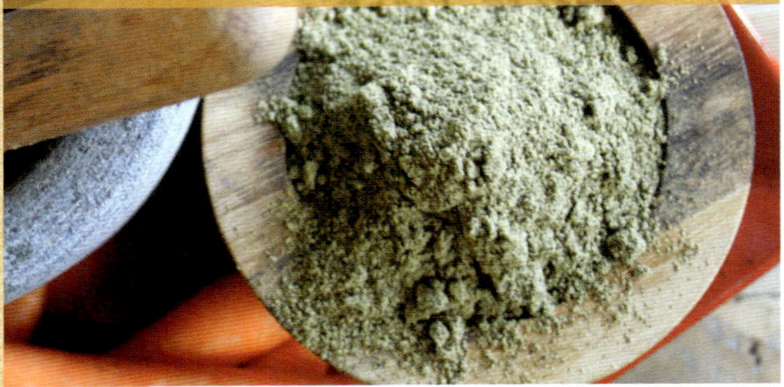

Hanfsamen

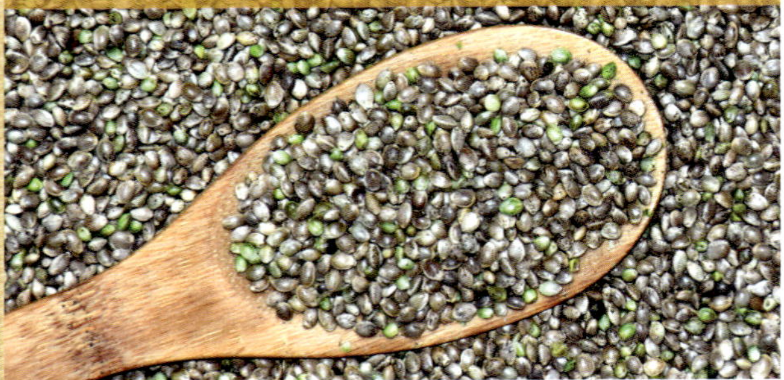

Hanfstreu

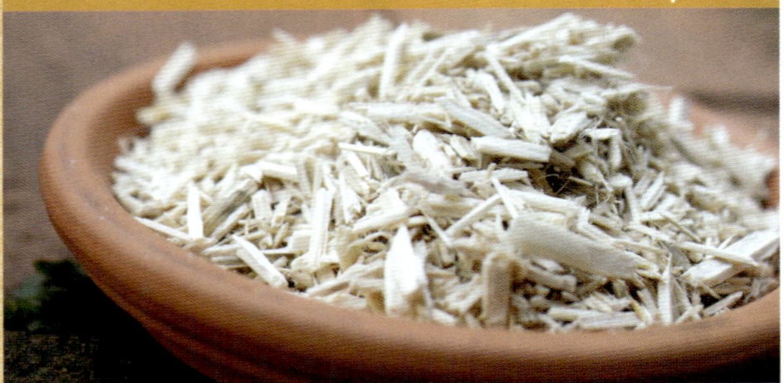

Hanfmehl ist eine gute Alternative für Menschen, die unter Glutenunverträglichkeit leiden und keine Weizenmehle verwenden können, zudem ist es aufgrund der enthaltenen essentiellen Aminosäuren auch sehr gesund. Mehl, Öl und Samen des Hanfs eignen sich mit ihren ernährungsphysiologischen Besonderheiten auch perfekt zum gesunden Abnehmen. Sportler können mit einer hanfreichen Ernährung gezielt Muskeln aufbauen und jeder Stressbelastete findet im Hanf einen wertvollen Baustein zu mehr Gelassenheit.

Hanfstreu bietet Kleinnagern und ihren Besitzern, die unter Allergien leiden, eine gute Alternative zu den herkömmlichen Produkten, ist zudem weit saugfähiger und in der kalten Jahreszeit ein ausgezeichneter Wärmeschutz.

Die Liste an Einsatzmöglichkeiten des Hanfs ließe sich noch weiter fortsetzen …

Die wichtigsten Vorteile von Hanf

- Der Anbau von Hanf als Nutzpflanze benötigt weniger Spritz- und Düngemittel als beispielsweise Getreide oder Baumwolle. Hanf wächst auch auf Grenzertragsböden, die für den Anbau von Getreide nicht mehr geeignet sind. Hanf ist eine lohnende Alternative für die Bauern, ohne die Agrarindustrie zu unterstützen.
- Hanf eignet sich zur Wiederbelebung von verdichteten Böden. Er lockert mit seinen tiefen Wurzeln die Ackerböden auf. Die einjährige Pflanze kann ohne Fruchtfolge wieder am gleichen Boden mehrere Jahre hintereinander ausgepflanzt werden.
- Hanf hat einen vierfach höheren Ertrag als die aus Holz gewonnene Zellulose. Hanffasern für die Papiererzeugung könnten Holz in diesem Bereich vollständig ersetzen. Man hätte mit Hanf eine nachhaltige Alternative zur Abholzung der wertvollen Wälder für die Papiererzeugung.
- Aus Hanffasern erzeugte Textilien kommen weitgehend ohne Spritzmittel aus, verbrauchen deutlich weniger Wasser und sind um ein Vielfaches länger haltbar als andere Naturfasern. Eine Jeans aus Hanf ist strapazierfähiger und hält rund sechsmal so lange wie eine Baumwollhose. Der einzige Nachteil ist, dass Textilien aus den Naturfasern Hanf und auch Leinen (Flachs) leider sehr stark knittern. Bügelfreie Hemden sehen anders aus.

- Hanföle sind hochwertige Speiseöle mit einer hohen Konzentration der wichtigen, mehrfach ungesättigten Omega-3- und Omega-6-Fettsäuren. Das aus dem nussähnlichen Samen gewonnene Öl hat unter allen Speiseölen das günstigste Verhältnis dieser Omega-Fettsäuren von 1:4. Es ist damit sogar besser als beim hochgelobten Olivenöl, nur das Leinöl reicht von der Konzentration dieser Inhaltsstoffe an das Hanföl heran. Hanföl schützt die Gefäße vor Verkalkungen und senkt das schädliche LDL-Cholesterin.
- Aus Hanf erzeugte medizinische Präparate beruhen überwiegend auf den Wirkstoffen CBD und THC. CBD ist im Hanföl und in den Fasern enthalten und nicht bewusstseinserweiternd! Der „high" machende Wirkstoff THC wird vorwiegend in den Blüten und Blättern der Hanfpflanze gebildet. Die vielen anderen Inhaltsstoffe des Hanfs sind noch gar nicht restlos erforscht.
- Hanf ist ein idealer Dämmstoff aus nachhaltiger Produktion. Man kann die inzwischen umstrittene Styropordämmungen durch Naturmaterialien ersetzen, die in der Zukunft nicht als Sondermüll entsorgt werden müssen.
- Man kann aus Hanf bzw. aus der gewonnenen Zellulose Kunststoffe erzeugen, wie sie bereits in der Innenverkleidung von Automobilen verwendet werden. Man ersetzt damit das nicht gerade umweltfreundliche Erdöl durch einen nachwachsenden Rohstoff.

Hanffasern ▶

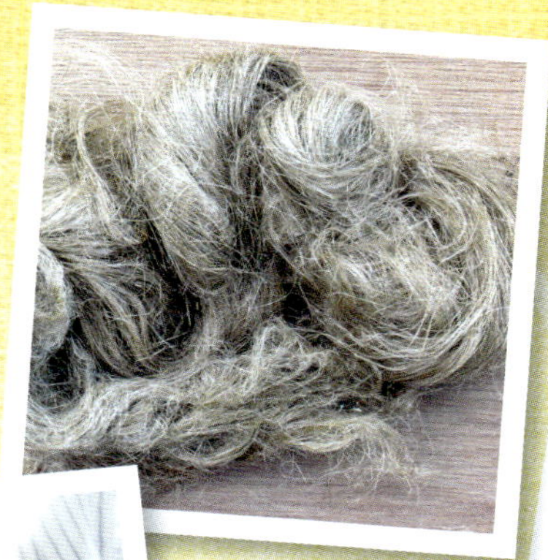

Hanftextilien ▼

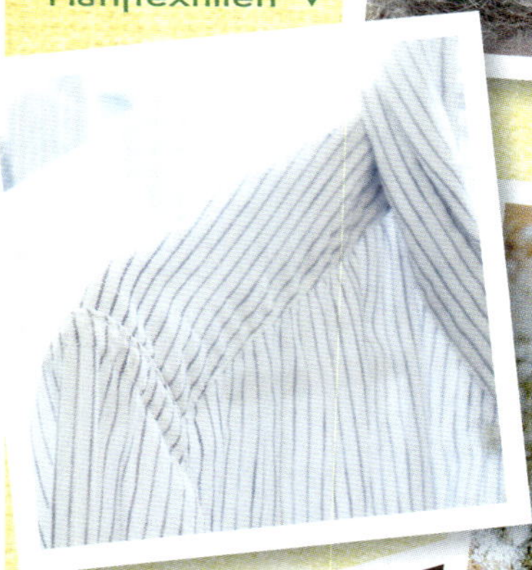

▼ Hanfpapier

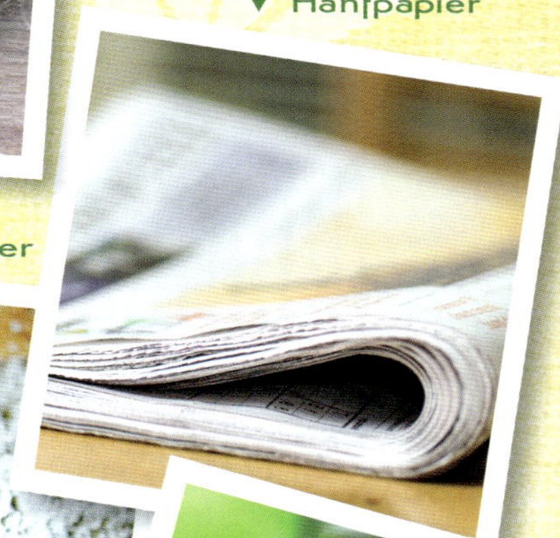

▼ Hanfpulver

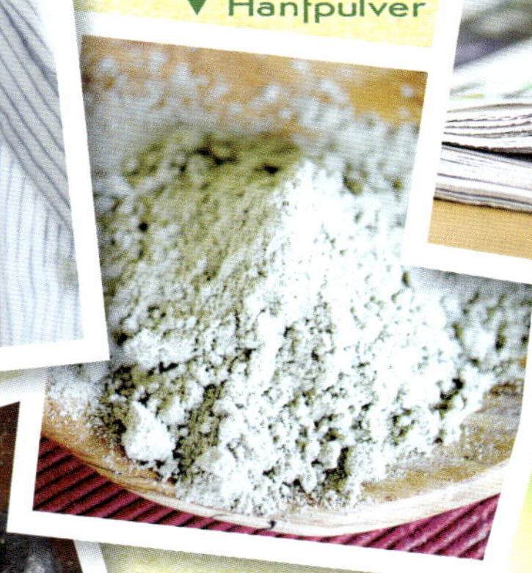

Hanföl ▶

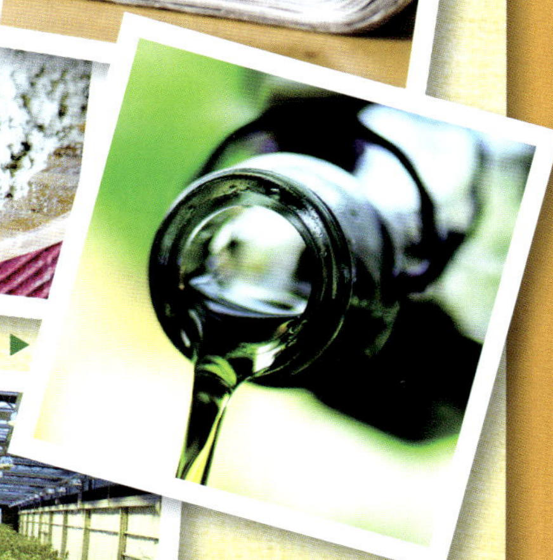

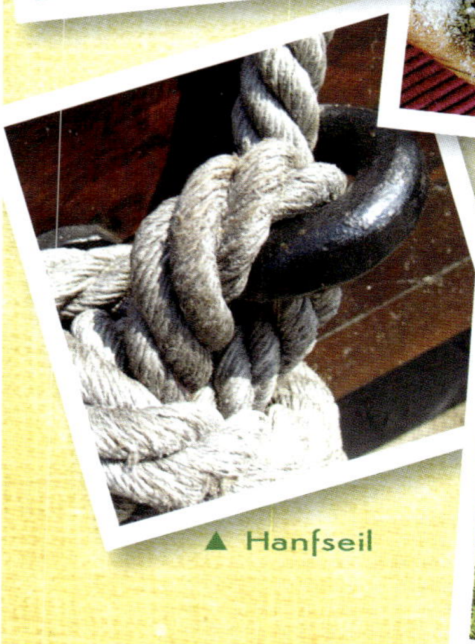

▲ Hanfseil

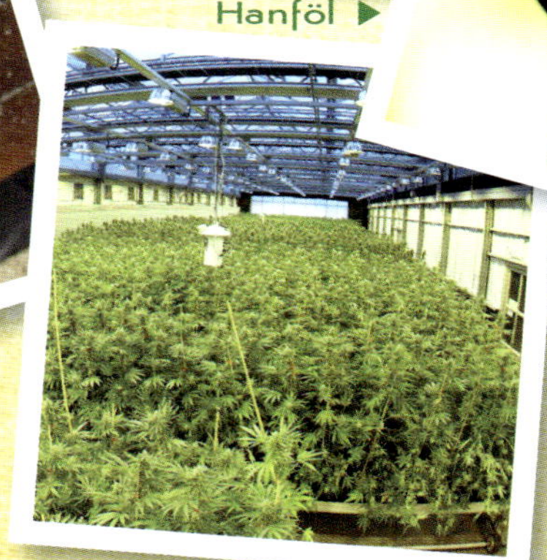

◀ kontrollierter Hanfanbau

Rechtliche Situation

Die rechtliche Beurteilung, in welchem Umfang der Hanfanbau und die Verwendung aller Produkte des Hanfes zulässig sind, ist kompliziert und von Land zu Land unterschiedlich. Der **Anbau von Hanf als Nutzpflanze ist seit dem Jahr 1995 in der EU wieder erlaubt**, jedoch mit Auflagen wie einer genauen und teuren Analyse der Inhaltstoffe.

In Österreich sind nur Hanfpflanzen mit einem THC-Gehalt von bis zu 0,3 % zulässig. Cannabis wird in Österreich als illegale Droge im Suchtmittelgesetz angeführt, der Anbau für medizinische Zwecke und zur Gewinnung THC-haltiger Inhaltsstoffe ist der Agentur für Gesundheit und Ernährungssicherheit (AGES) vorbehalten und erfolgt in gut überwachten Anlagen.

Weltweit gibt es ganz unterschiedliche Zugänge zum Thema Legalisierung von Cannabis, in den letzten Jahren ist dabei vieles in Bewegung geraten. Man wird sehen, in welche Richtung sich die Nutzung von Cannabis, Marihuana und Co. entwickeln wird.

In den **Niederlanden** sind Anbau und geregelter Konsum in sogenannten **Coffee-Shops** seit Jahrzehnten erlaubt, seit 2001 hat auch **Portugal** den Konsum und Besitz von „weichen“ Drogen legalisiert, mit einem deutlichen Rückgang der Drogentotenzahl und der Kleinkriminalität. Da diese Hanfprodukte kontrolliert über Apotheken und Drogerien vertrieben werden, ist die Gefahr, verfälschte und somit vielleicht gefährlichere Drogen zu konsumieren, geringer geworden.

Im Jahr 2017 legalisierten einige **US-amerikanische Bundesstaaten** den Besitz und Konsum von Marihuana, im Juli

2018 folgte Kanada diesem Beispiel. **Kanada** erwartet sich bei einem geschätzten Umsatz von rund 5,7 Milliarden kanadischer Dollar (1 CAD ≈ 0,66 €) jährliche Steuereinnahmen von 400 Millionen. Erste Untersuchungen deuten auf Substitutionseffekte durch das jetzt legalisierte Genussmittel Cannabis hin. Vor allem der Bierkonsum ist in den ersten Monaten nach der Freigabe von Cannabis als Genussmittel deutlich zurückgegangen. Bier, Wein und Spirituosen erwächst mit der Legalisierung der bisher verbotenen Substanz Cannabis also eine ernstzunehmende Konkurrenz. Man kann gespannt sein, wie bald das Lobbying dieser einflussreichen Industrie mit dem Argument „Schutz von Arbeitsplätzen" in der Brauindustrie und im Weinbau einsetzen wird.

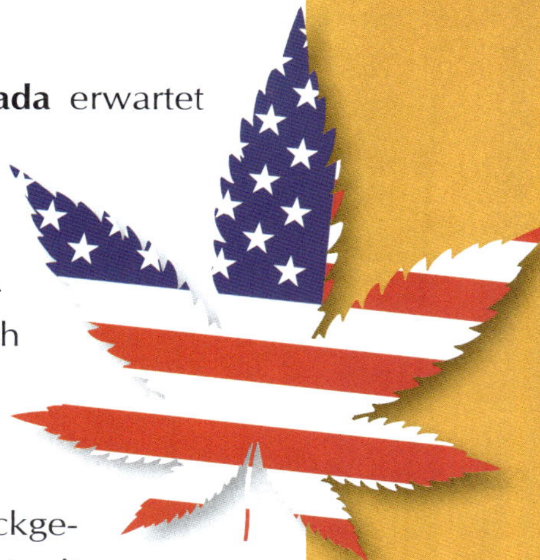

In **Uruguay** produziert der Staat Marihuana und kontrolliert damit den Anbau, die Qualität und den Vertrieb. Das kleine Land mit 3,4 Millionen Einwohnern hat geschätzte 150.000 Cannabiskonsumenten. Das alles sind politische Entscheidungen, die durchaus bedeutende wirtschaftliche Auswirkungen haben.

Ebenfalls 2018 kündigte **Luxemburg** an, Herstellung sowie Kauf, Besitz und Konsum von Cannabis für den persönlichen Gebrauch ab 2021 straffrei zu stellen, wobei nach derzeitigem (2020) Stand Herstellung und Abgabe aber durchaus Reglementierungen unterworfen sein sollen.

Auf der anderen Seite ist die EU-Kommission offenbar der Ansicht, dass CBD als Betäubungsmittel einzustufen sei und der legale Handel damit untersagt werden könnte. Ob das aber wirklich so kommen wird, ist derzeit offen.

Medizinisches Cannabis — rechtliche Situation
(Stand Dezember 2019)

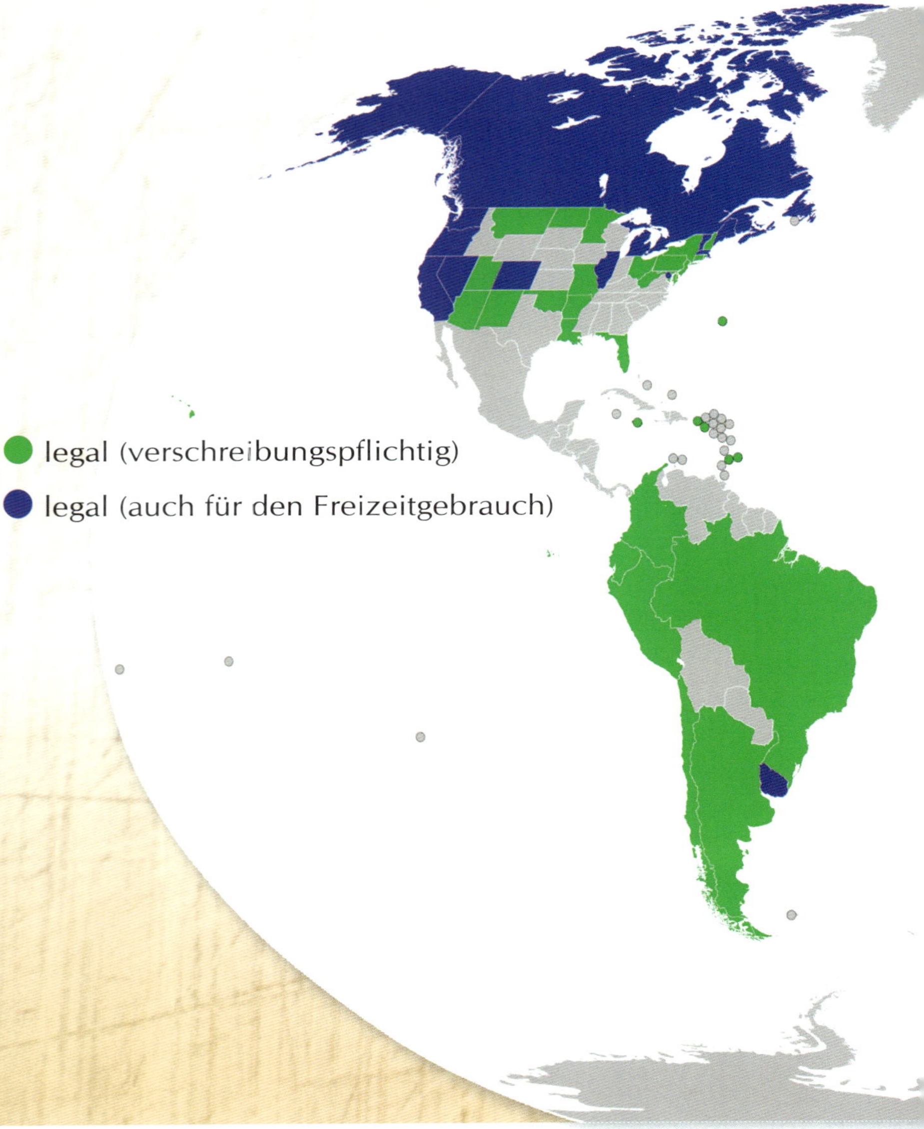

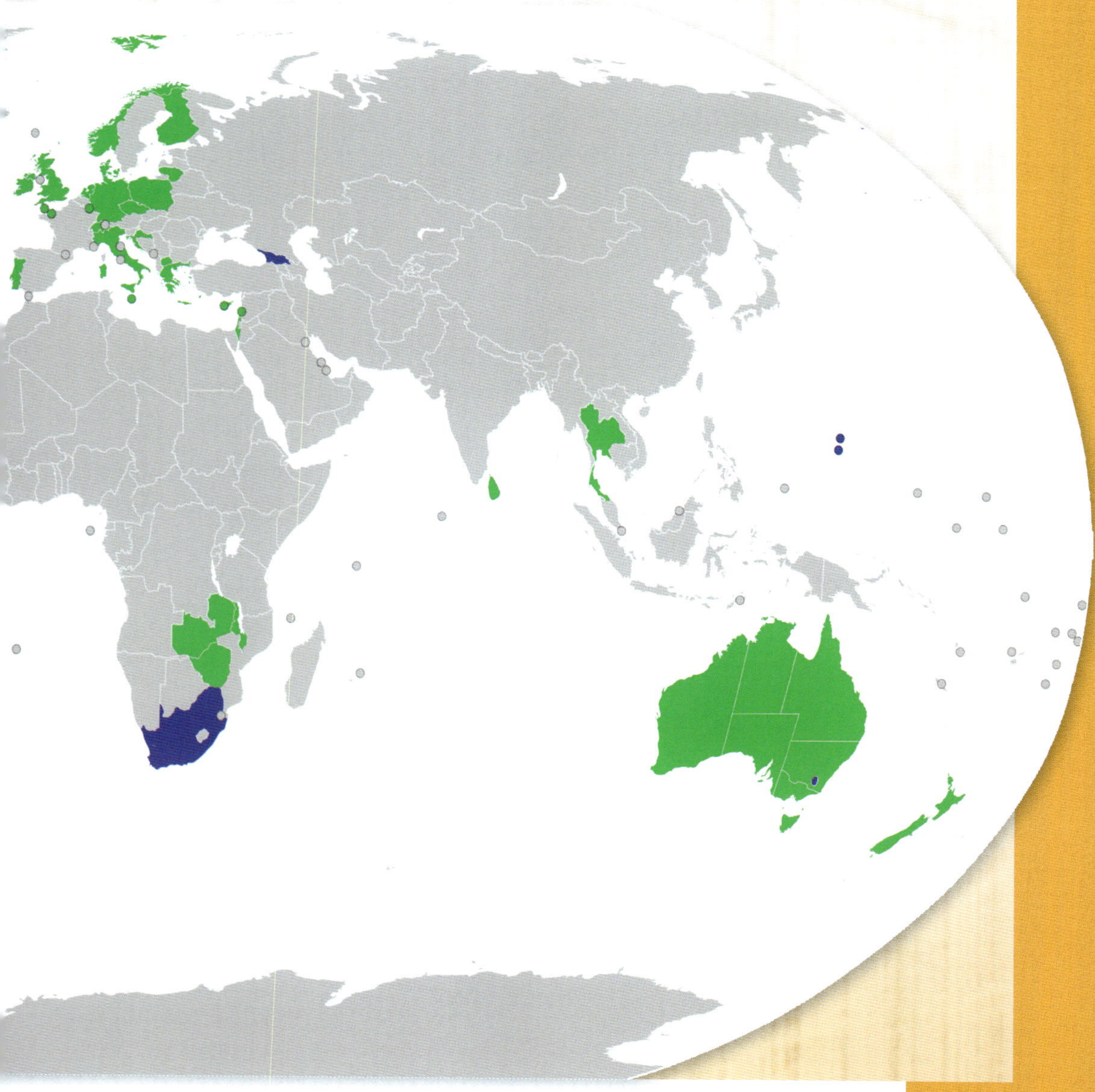

Im September 2020 werden die **Neuseeländer** im Zuge der Parlamentswahlen über die Legalisierung von Cannabis abstimmen.

Welche wirtschaftliche, aber auch rechtliche Bedeutung medizinische Hanfprodukte haben, zeigt der Konflikt zwischen **Hanfshops und Apotheken** etwa in Österreich. Viele der neu entstandenen Shops boten neben den Pflanzen selbst natürlich auch Produkte aus Hanf an, darunter etwa Öle, die mitunter auch als Heilmittel beworben wurden. Dass aber Heilmittel außerhalb der Apotheke verkauft wurden, stieß den Pharmazeuten sauer auf und sie konnten es erfolgreich unterbinden.

Die medizinische und therapeutische Anwendung von Cannabisprodukten gehört auf jeden Fall in die **Hände von Ärzten**. Nach einer eingehenden Abklärung der Krankheitsursachen können, wie zahlreiche Studien belegen, Cannabisprodukte eine sinnvolle Ergänzung zu Pharmamedikamenten sein. Um eine **Qualitätssicherheit** gewährleisten zu können, müssen Anbau und Verarbeitung aber streng überprüft werden.

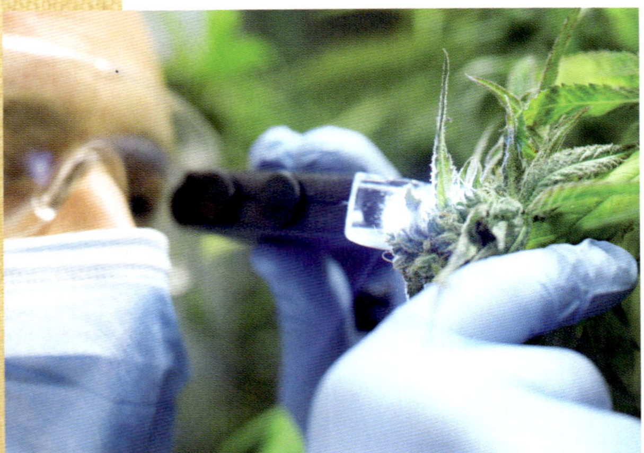

Spannend bleibt es auf jeden Fall. Es ist hier viel im Umbruch, wobei die Richtung, in die es gehen soll, noch nicht klar ist. In Österreich gibt es Bestrebungen, sogar den von der EU geförderten Anbau von Hanf für die Ölproduktion, als Faserpflanze und als Dämmstoff zu untersagen, obwohl in den zugelassenen und verwendeten Hanfsorten nur 0,3 % THC enthalten ist. Im Hanföl befindet sich überhaupt kein high machendes THC! Dennoch ging die damalige rechtskonservative **österreichische Regierung** im Herbst 2018 rigoros den ersten Schritt und verbot den Verkauf von CBD-haltigen Lebensmitteln und Kosmetika. Man berief sich dabei sogar auf die Novel-Food-Verordnung der EU, nach der neuartige Lebensmittel einer einheitlichen Sicherheitsbewertung unterzogen werden müssen und diese für CBD-haltige Lebensmittel eben nicht vorliegen würde. Die Kritik darin ist groß. Zum einen dürfen auch laut EU-Recht Kosmetika, die nicht mehr als 0,3 % THC enthalten, sehr wohl verkauft werden, zum anderen sehen sich vor allem Schmerzpatienten, die bislang auf CBD-haltige Lebensmittel zurückgreifen konnten und damit einen Teil der sonst notwendigen Psychopharmaka mit all ihren unerwünschten Nebenwirkungen einsparen konnten, um eine legale Hilfsquelle gebracht. Die Rechtsunsicherheit ist derzeit entsprechend groß. Angeblich gibt es inzwischen sogar Pläne, den Verkauf von CBD-Produkten nurmehr über Trafiken zu erlauben.

In **Deutschland** erfolgt die Abgabe von medizinisch anwendbaren Produkten auf Cannabisbasis (Blüten) über **Apotheken nach ärztlicher Verschreibung**. Sicherlich ein gangbarer Weg, damit eine Qualitätskontrolle und Überprüfung der Nutzung gesteuert werden kann. Für chronisch kranke Patienten, die bisher eine sehr teure Behandlung mit Schmerzmitteln auf Opiatbasis oder ähnlichen Substanzen erhalten haben, gibt es hier legal nebenwirkungsärmere Alternativen, die zusätzlich dem Gesundheitswesen durch geringere Kosten Einsparungen bringen. Eine Win-win-Situation für Patienten und Volkswirtschaft. Ob das die Pharmaindustrie auch so sieht, ist fraglich.

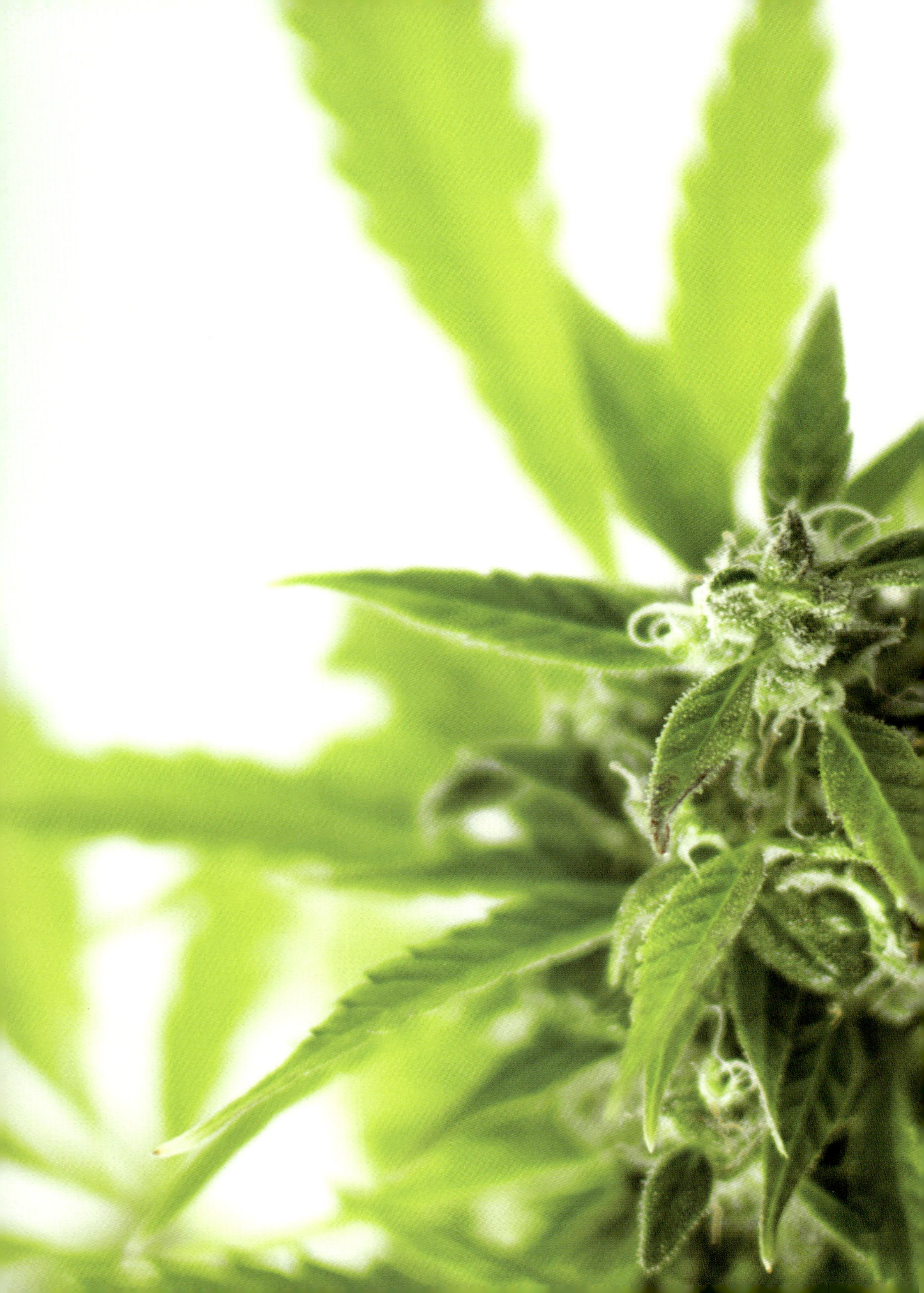

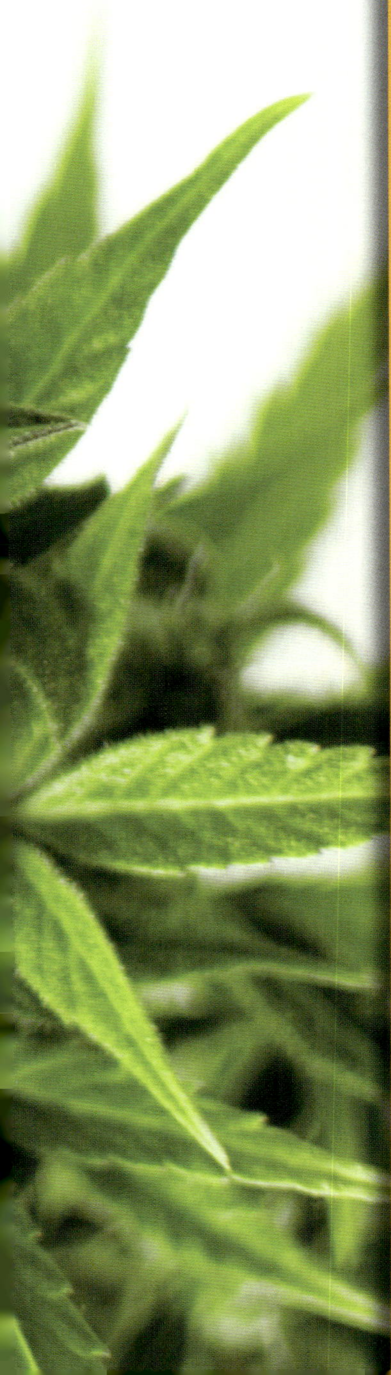

CBD – vom Rohstoff zum Extrakt

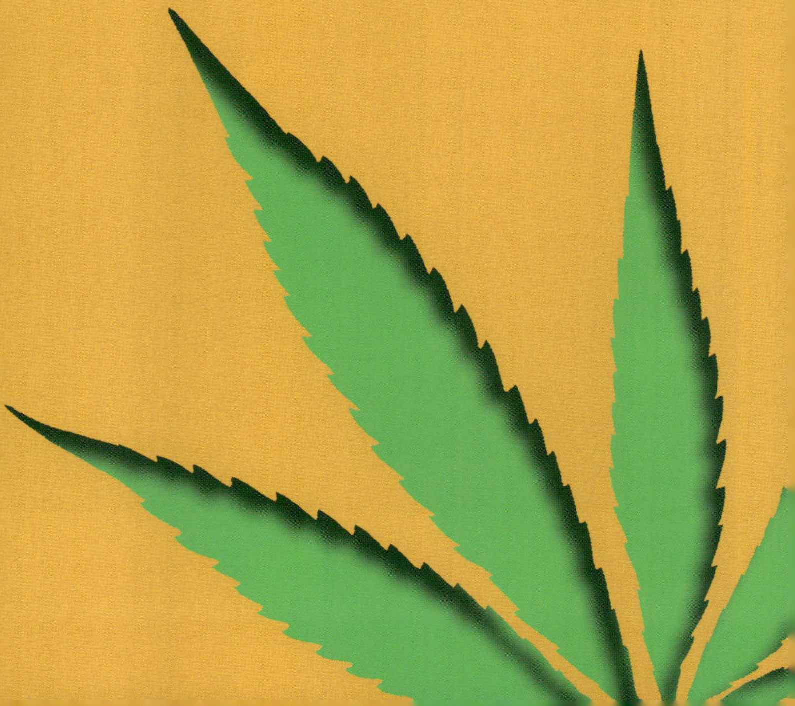

CBD — vom Rohstoff zum Extrakt

Der Prozess, um Cannabidiol in seiner konzentrierten Form aus der Hanfpflanze zu gewinnen, ist mit einigem technischen Aufwand verbunden. Dabei bietet sich theoretisch eine Vielzahl an Lösungsmitteln und Extraktionsverfahren an, in der Praxis haben sich jedoch zwei Herangehensweisen herauskristallisiert: Die **Extraktion mittels CO_2** – also Kohlenstoffdioxid – oder der Einsatz verschiedener Alkohole wie Isopropylalkohol oder Ethanol. Als Ausgangsmaterial für alle diese Verfahren werden meist sowohl Blüten als auch Blätter der Hanfpflanze verwendet, weil dort die Konzentration der aktiven Inhaltsstoffe am höchsten ist.

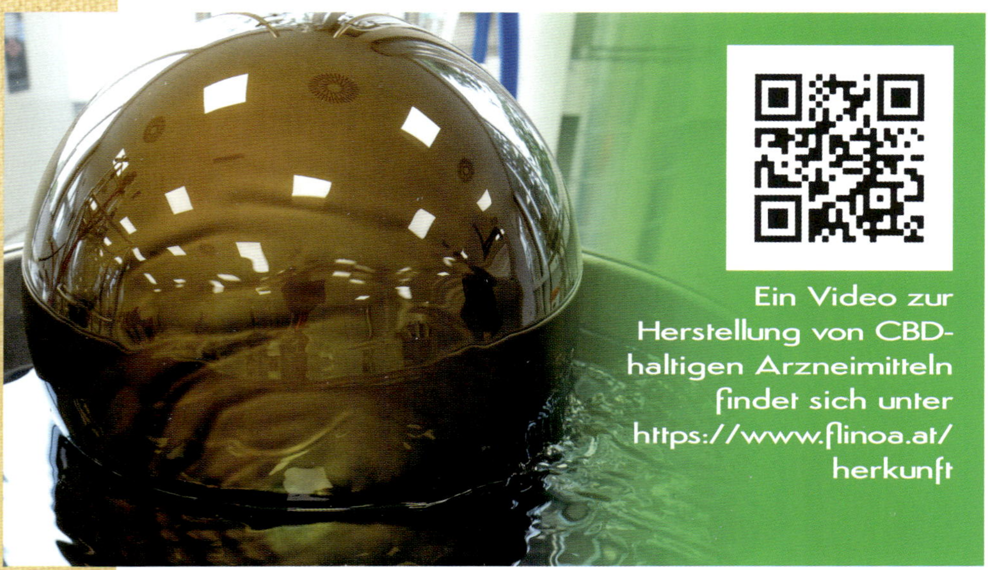
Ein Video zur Herstellung von CBD-haltigen Arzneimitteln findet sich unter https://www.flinoa.at/herkunft

Gemeinsam ist den Verfahren dabei, dass das Ausgangsmaterial erhitzt wird. Dies liegt daran, dass CBD in der Pflanze überwiegend als Carbonsäure (CBD-Carbonsäure oder CBDA) vorliegt und deshalb einen weiteren Schritt erfordert, um zum wirksameren CBD zu gelangen. Der Vorgang, der dem CBDA ein Molekül Kohlenstoff abspaltet, wird als Decarboxylierung bezeichnet. Dies ist derselbe Prozess, der auch beim Verdampfen oder der Verbrennung der Hanfpflanze stattfindet. In der Praxis setzt man auf diese Umwandlung zwischen 100 und 150 °C, da eine höhere Temperatur zwar den Prozess beschleunigen, aber auch verschiedene hitzeempfindliche Inhaltsstoffe zerstören würde.

In weiterer Folge findet die eigentliche Extraktion des CBD statt. Im Rahmen der CO_2-Extraktion kommt dabei im Allgemeinen das sogenannte SFE-Verfahren zur Anwendung, unter Einsatz von **überkritischem Kohlenstoffdioxid**. Vereinfacht gesagt handelt es sich dabei um CO_2, welches sich im Übergang zwischen flüssigem und gasförmigem Zustand befindet. Dieser Zustand, der bei einer Temperatur von 31 °C und einem Druck von 74 bar eintritt, ist technisch recht einfach umzusetzen, was dieses Verfahren auch aufgrund der Ungiftigkeit und der Verfügbarkeit von CO_2 zu seiner Vielseitigkeit verhilft. So findet es beispielsweise auch Einsatz in der Entkoffeinierung von Kaffee. Nach Erreichen des überkritischen Zustandes trifft das flüssige CO_2 auf das Pflanzenmaterial, wodurch CBD und andere Pflanzenverbindungen gelöst werden. Im nächsten Schritt werden Druck und Temperatur angepasst, wodurch das CO_2 wieder in seinen gasförmigen Zustand übertritt und somit einfach vom Extrakt getrennt werden kann.

Die überkritische CO_2-Extraktion ergibt somit ein sehr reines Extrakt und hinterlässt durch ihre Verflüchtigung im Gegensatz zu anderen Lösungsmitteln auch keine Rückstände. Allerdings ist besonders im Hinblick auf den **„Entourage-Effekt“**, also die Erkenntnis, dass das „vollständige“ Gemisch an Pflanzenstoffen eine **höhere biologische Aktivität** bzw. Bioverfügbarkeit hat als die isolierte Reinsubstanz, anzumerken, dass durch die CO_2-Extraktion einiges verloren geht. Dies gilt im Besonderen für Terpene und andere sekundäre Pflanzenstoffe der Hanfpflanze, wie Farb- und Aromastoffe, die in ihrer Gesamtheit mit dem CBD wirken.

Durch andere Verfahren wie beispielsweise die Extraktion mittels Alkoholen wie Ethanol entsteht ein anderes Produkt, bei dem diese Pflanzenstoffe in der Regel kompletter extrahiert werden. Daraus ergibt sich aber auch eine Konzentration von Stoffen wie Chlorophyll, die sich negativ auf den Geschmack auswirken und weitere Schritte zur Weiterverarbeitung erforderlich machen können. Weiters besteht die Schwierigkeit, das **Lösungsmittel rückstandsfrei aus dem Extrakt zu entfernen**. Obwohl viel diskutiert, lässt sich die Frage nach der „besten“ Extraktion also nicht so einfach beantworten. Welches Verfahren angewandt wird, richtet sich also nach Fragen der Wirtschaftlichkeit, Reinheit und der Frage, ob die gesamte Palette an Inhaltsstoffen der Hanfpflanze extrahiert werden soll oder vorwiegend reines CBD.

In weiterer Folge wird das extrahierte CBD-Öl im Allgemeinen in verschiedene Produkte weiterverarbeitet. In letzter Zeit haben besonders **Tropfen** und **Öle**, bei denen die Extrakte in pflanzlichen Ölen wie Hanfsamenöl gelöst werden, einen enormen Boom erfahren. Dies basiert zum Teil auf der Tatsache, dass reines – also ungelöstes – CBD in der oralen Einnahme eine relativ geringe Bioverfügbarkeit aufweist, unser Körper es also schlechter aufnehmen kann als über andere Wege wie beispielsweise Verdampfen. Diese **Bioverfügbarkeit** ließ sich durch die Verbindung mit Pflanzenölen in verschiedenen Studien deutlich erhöhen, außerdem ist die Dosierung mittels dieser flüssigen Produkte recht einfach. Leider fehlt es noch an einheitlichen Kriterien zur Kennzeichnung von CBD-Gehalt, Trägerstoffen etc., was den Vergleich verschiedener Produkte enorm erschwert und ein erhöhtes Maß an Aufmerksamkeit seitens des Konsumenten erfordert.

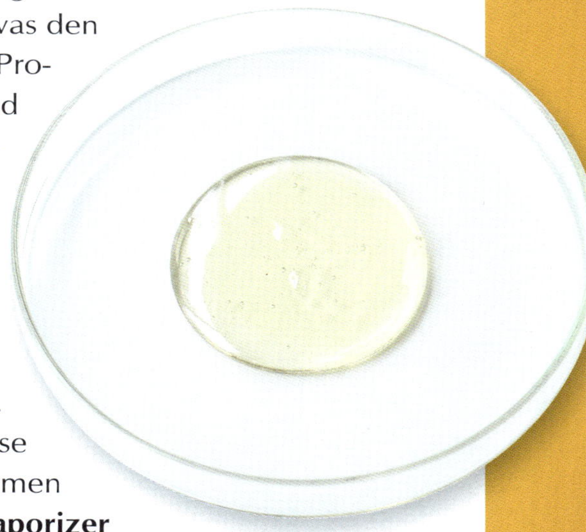

Vollspektrum von CBD

Zusätzlich zur flüssigen Form lässt sich CBD auf eine Vielzahl anderer Arten in unseren Körper bringen. Dazu zählen beispielsweise **Tees**, unterschiedliche Formen der **Verdampfung über Vaporizer** oder ähnliche Geräte und mit CBD angereicherte **Salben** oder **Zäpfchen**. Der Fantasie sind hier kaum Grenzen gesetzt, findige Produzenten bieten bis hin zu mit CBD versetzter **Schokolade** oder **Kaugummis** praktisch alles an. Sogar **Coca-Cola** befindet sich laut Medienberichten bereits im Entwicklungsprozess für ein **CBD-haltiges Wellnessgetränk**. Alles deutliche Zeichen, dass man in Zukunft nicht nur im Bereich der Medizin noch so einiges von CBD hören wird.

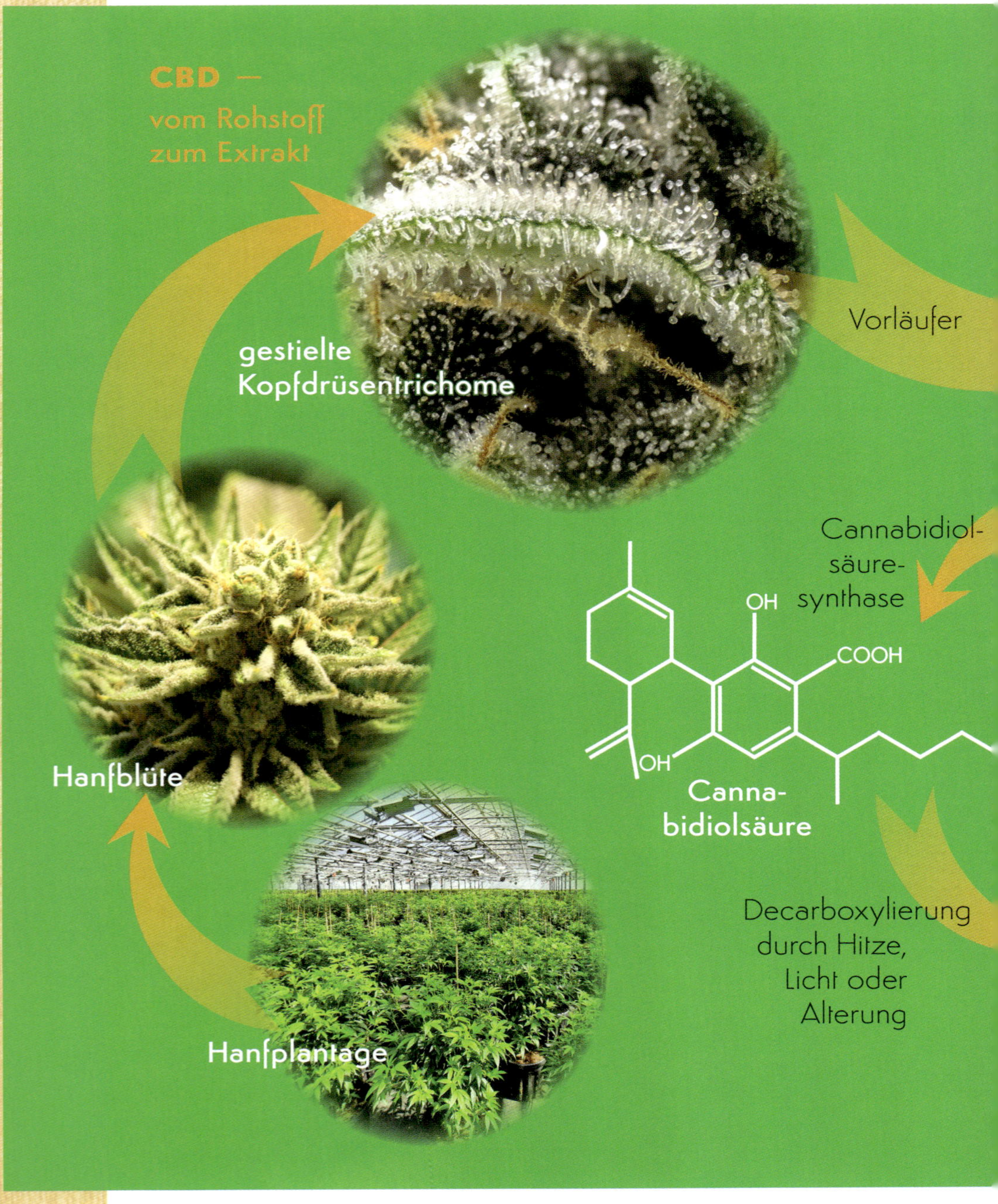
CBD –
vom Rohstoff
zum Extrakt
gestielte
Kopfdrüsentrichome
Vorläufer
Cannabidiol-
säure-
synthase
OH
COOH
OH
Canna-
bidiolsäure
Hanfblüte
Decarboxylierung
durch Hitze,
Licht oder
Alterung
Hanfplantage

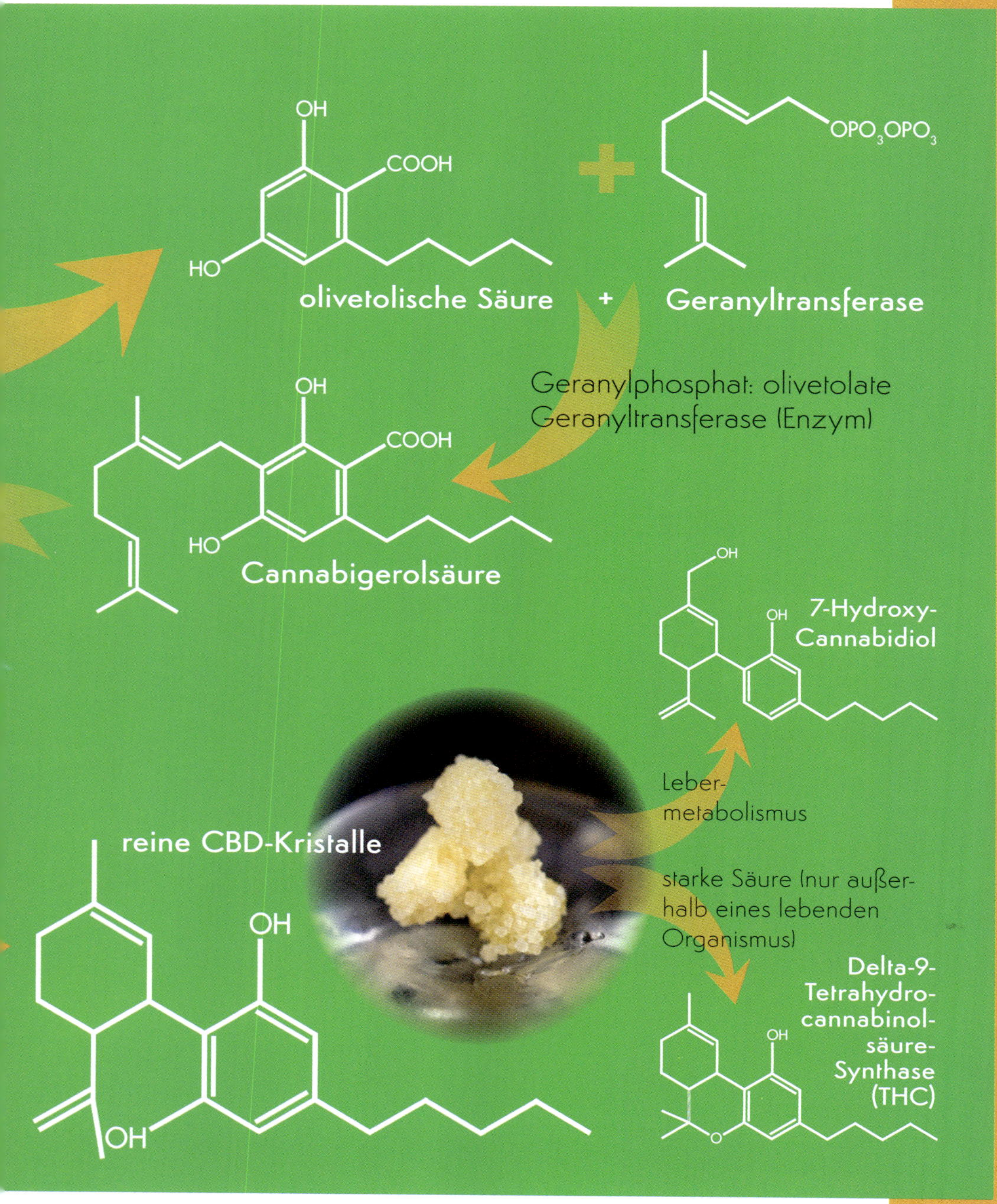

OH
COOH
HO
OPO3OPO3
olivetolische Säure + Geranyltransferase
Geranylphosphat: olivetolate Geranyltransferase (Enzym)
Cannabigerolsäure
7-Hydroxy-Cannabidiol
Leber-metabolismus
reine CBD-Kristalle
starke Säure (nur außerhalb eines lebenden Organismus)
Delta-9-Tetrahydrocannabinolsäure-Synthase (THC)

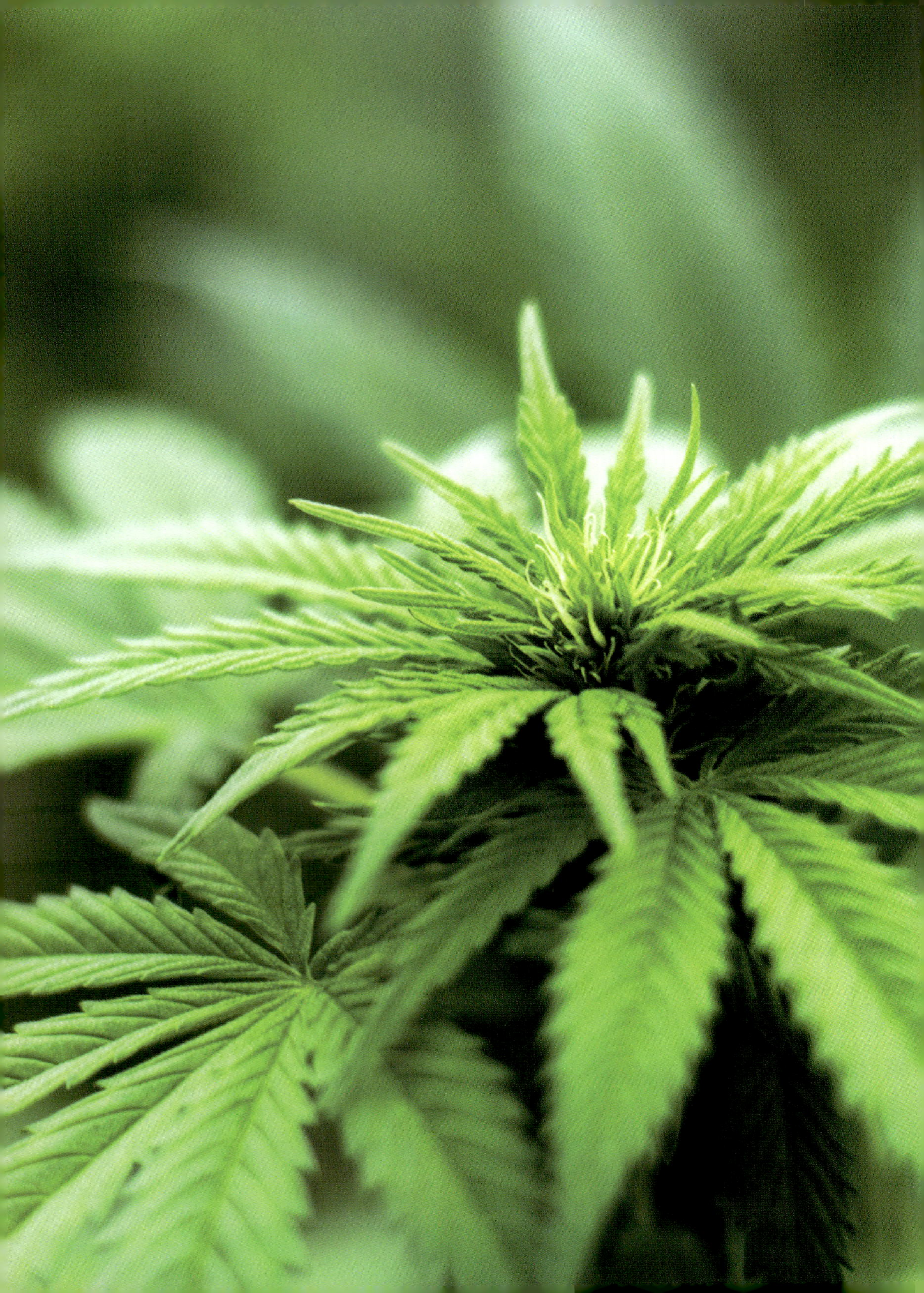

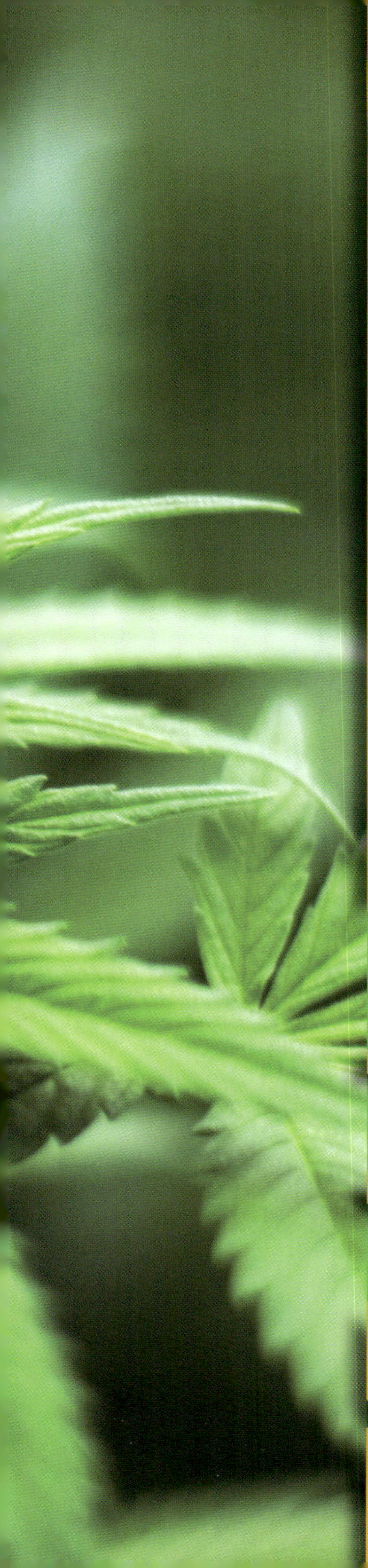

Die medizinische Bedeutung von Cannabidiol

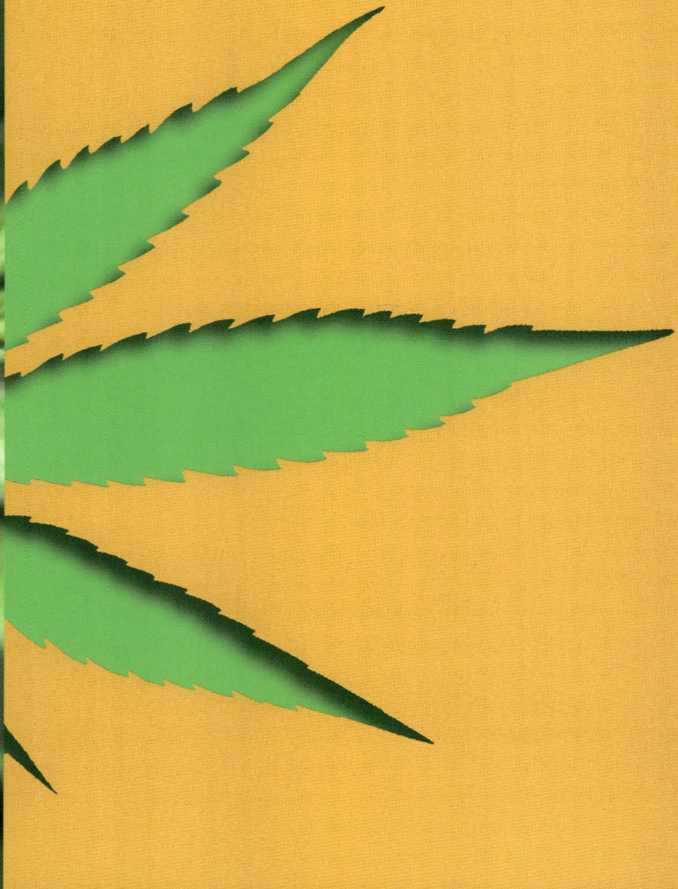

Die medizinische Bedeutung von Cannabidiol

Sechs Fakten zu CBD-haltigen Arzneimitteln, die Sie kennen sollten:

1. **CBD ist weitgehend frei von Nebenwirkungen.**
   Die WHO hat es als unbedenklich eingestuft. Allerdings können Wechselwirkungen mit anderen Medikamenten auftreten.
2. **CBD wird aus legal angepflanztem Nutzhanf gewonnen.**
   Dieser Hanf enthält besonders viel CBD, aber dafür kaum THC.
3. **Die medizinische Forschung beschäftigt sich stark mit CBD.**
   Zum Beispiel wird die Wirkung gegen Schmerzen, neurologische Krankheiten und Psychosen erforscht.
4. **CBD ist nicht gleich CBD.**
   Reines CBD (sogenannte Isolate) unterscheidet sich von CBD-Blüten und Vollspektrum-Ölen. Denn in den Letzteren sind kleine Mengen an weiteren Cannabiswirkstoffen enthalten, weshalb sich vermutlich ein Zusatzeffekt ergibt.
5. **CBD vermindert negative Wirkungen von THC.**
   CBD kann unerwünschte Effekte von THC (z.B. Herzklopfen oder Angstzustände) zum Teil abschwächen.

6. Es gibt zugelassene Medikamente mit CBD.
Gegen bestimmte Beschwerden sind CBD-haltige Medikamente erhältlich, wie etwa Epidiolex gegen eine bestimmte Form der Epilepsie oder Sativex gegen Spastiken in Folge Multipler Sklerose.

(Quelle: dr-greenthumb.at)

Ein höchst interessanter Inhaltsstoff der Hanfpflanze heißt **Cannabidiol**. Der pflanzliche Aktivstoff ist im oberen Drittel der Hanfpflanze und in den Blüten vorhanden. Cannabidiol **ist nicht psychoaktiv** und weist besonders viele positive partielle Eigenschaften auf. Es ist der Antagonist (der Gegenspieler) des THC, vor allem, was dessen berauschende Wirkung anbelangt.

Der Einsatz von Cannabidiol im medizinischen Alltag kann für die betroffenen Menschen in vielerlei Hinsicht Erleichterung bei einzelnen Krankheitsbildern bringen, wobei Cannabidiol die **schulmedizinische Therapie unterstützt**, aber in den meisten Fällen nicht ersetzt. Wissenschaftler auf der ganzen Welt forschen derzeit über Cannabidiol. Die Tatsache, dass es entzündungshemmend, schmerzstillend, beruhigend, antipsychotisch, angstlösend und zellschützend wirkt, beschäftigt immer mehr Forschungszentren. Wir wissen bereits, dass Cannabidiol unterschiedlichste Regionen des Körpers anspricht und

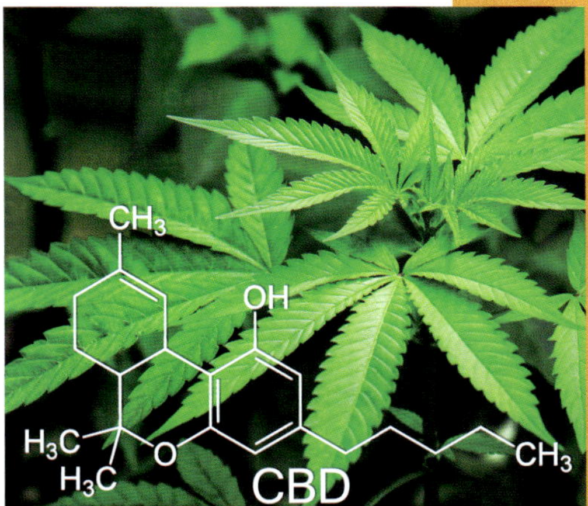

harmonisiert sowie Enzymsysteme positiv beeinflusst. Und da Cannabidiol die Einnahme konventioneller Medikamente reduzieren kann, verringert es auch deren unerwünschte Nebenwirkungen.

Mehrfach konnte nachgewiesen werden, dass Cannabidiol eine Antitumoreigenschaft besitzt. Unter der Anwendung von Cannabidiol konnten Chemotherapien und Bestrahlungsintensitäten reduziert werden. Nach aktuellem Wissensstand fördert CBD den Zelltod, die Apoptose. Cannabidiol kann in der Absiedelung und Verschleppung der Krebszelle hilfreich sein, was später noch ausführlicher erörtert wird. Cannabidiol ahmt Effekte der körpereigenen Endocannabinoide nach und unterstützt dadurch Prozesse in unseren Organen, die der Gesunderhaltung dienen.

Cannabidiol ist ein pflanzlicher Inhaltsstoff und eines von über 100 bekannten Cannabinoiden. Bei einigen Erkrankungen, wie etwa bei Entzündungen, entwickelt sich die Wirkung langsam, was in den meisten Fällen bedeutet, das Cannabidiol täglich verwendet werden muss, bis es sein ganzes Spektrum entfalten kann. Im Falle anfallsartiger Erkrankungen, wie beispielsweise Migräne, wirkt es hingegen oftmals prompt.

Cannabidiol gelangt in den Blutkreislauf und tritt in Wechselwirkung mit dem **endocannabinoiden System** und dem **Immunsystem**. Um das körperliche Wohlbefinden während eines Krankheitsprozesses zu verbessern, braucht unser System sozusagen Zeit und regelmäßige Wartung.

Um die Wirkweise von CBD weiter zu verbessern, zielt die Züchtung auf Hanfpflanzen mit „guten Genen“ ab, d.h., die Verunreinigung der Pflanze mit THC soll so gering wie möglich gehalten werden, damit jegliche psychoaktive Nebenwirkung ausgeschlossen ist. Die ätherischen Öle, die CBD enthalten, werden von den Pflanzenhaaren produziert und sind im Harzkopf der weiblichen Pflanzen enthalten. In den **gezielt gezüchteten Hanfpflanzen liegt der maximale THC-Gehalt unter 0,2 %** und damit unter der EU-weiten Höchstgrenze. Es ist daher wichtig, CBD-Produkte aus einer zuverlässigen Quelle zu kaufen. Einzigartig werden CBD-Produkte durch den Entourageeffekt.

Was ist der Entourageeffekt?

Die Bezeichnung stammt aus der Cannabisforschung und besagt, dass ein Pflanzenstoffgemisch eine höhere biologische Aktivität besitzt als die isolierte Reinsubstanz selbst. Die Hanfpflanze besitzt eine Vielzahl von Phytocannabinoiden und Terpenen (sekundäre Pflanzenstoffe), was beim sogenannten Entourage- oder Synergieeffekt eine entscheidende Rolle spielt. Durch die Kombination verschiedener Cannabinoide mit Terpenen wird eine optimierte Wirkung erzielt, wodurch die Zufuhr von Cannabidiol in bereits moderaten Dosierungen herausragende gesundheitliche Ergebnisse erzielt. Diese Wirkungsverstärkung kann schon durch den Erhalt gewisser Pflanzenstoffe, insbesondere der Terpene und weiterer Phytocannabinoide, erreicht werden.

Die Herausforderung bei der CBD-Produktion ist es, spezielle Extrakte herzustellen,

- die ausreichend Terpene zwecks Entourageeffekt enthalten,
- wo das Cannabidiol vollständig decarboxyliert in seiner aktiven Wirkform (CBD) vorliegt,

- die 100 % frei von THC sind. Ein geringer THC-Gehalt in Produkten kann nach der aktuellen Rechtslage bereits problematisch sein.

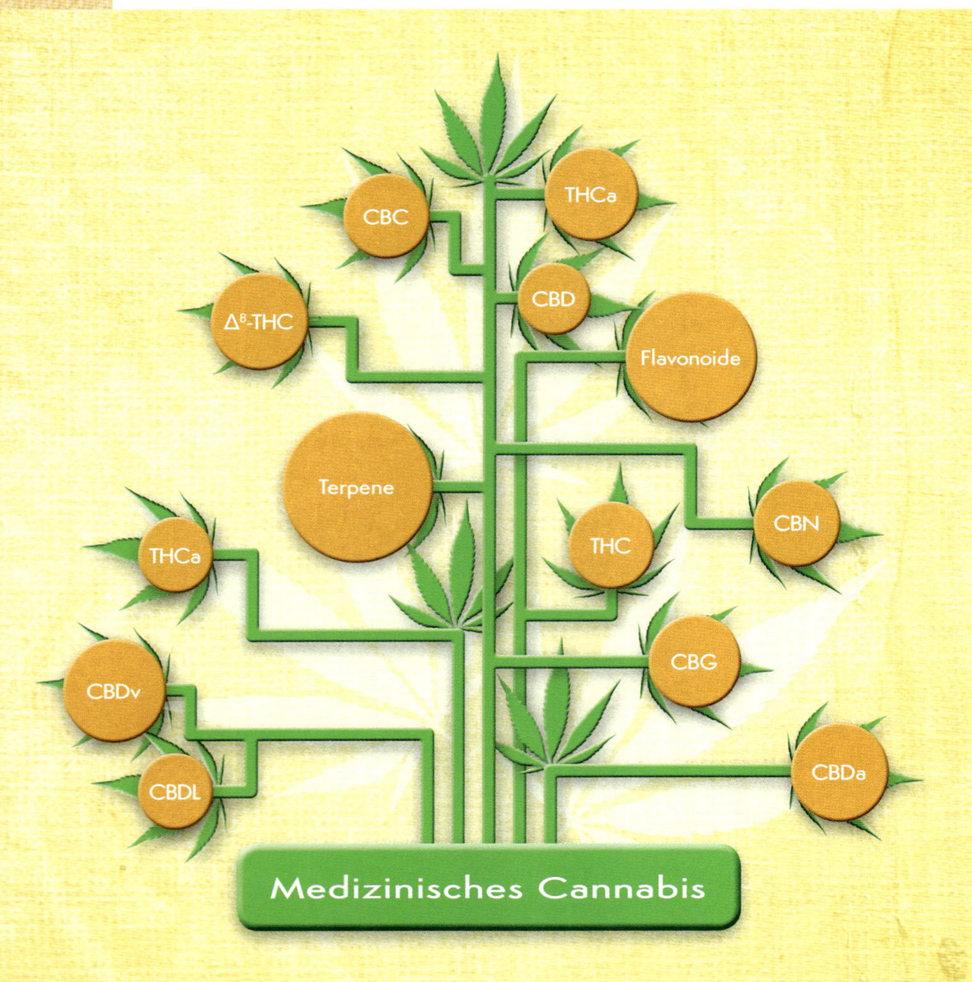

Interessanterweise wurden in anderen Pflanzen ebenfalls Cannabinoide entdeckt. Das Leberblümchen (*Radula mar-*

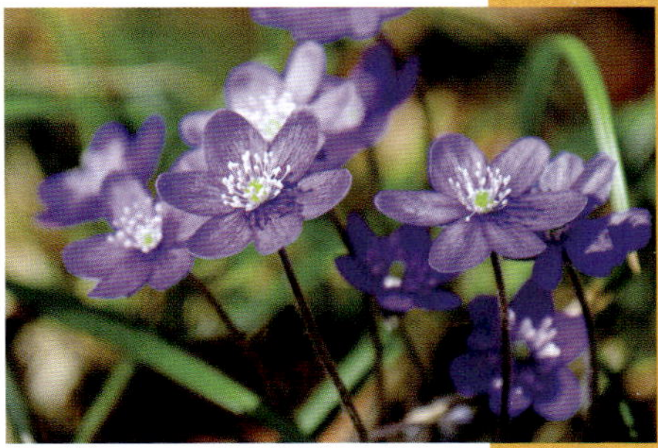

Leberblümchen
(Radula marginata)

ginata) kann bestimmte Cannabinoide produzieren. Hier wurden bereits die beteiligten Gensequenzen identifiziert, die sich auch in der Cannabispflanze finden. Die Kavapyrone (organische Verbindungen) der Kava (*Piper methysticum*) sowie das EGCG (Epigallocatechingallat) der Teepflanze (*Camellia sinensis*) binden an die CB1-Rezeptoren. Die angstlösende, beruhigende Wirkung von Kava und die antiinflammatorischen, neuroprotektiven und metabolischen Effekte des Grüntees könnten hierdurch erklärt werden.

Es gibt weit mehr als zehn verschiedene Wirkmechanismen des CBD. Es beeinflusst den CB1-Rezeptor, zwei Vanilloidrezeptoren, den 5-HT1A-Rezeptor und den Glycinrezeptor. Weitere Wirkungen des CBD sind antioxidative Effekte und eine Verstärkung der Signalgebung von Adenosin.

CBD hemmt den CB1-Rezeptor und blockiert daher mehrere Wirkungen des THC.

Es gibt jedoch noch eine andere, entgegengesetzte Wirkung des CBD auf das endocannabinoide System. So hemmt Cannabidiol die Aufnahme des Endocannabinoids Anandamid in die Zelle und seinen Abbau. Damit steigert CBD die Konzentration von Anandamid. Da Anandamid beide Cannabinoidrezeptoren aktiviert, könnte durch die CBD-Gabe eine solche Aktivierung gefördert werden. So wird beispielsweise die in klinischen Studien beobachtete antipsychotische Wirkung von CBD bei Patienten mit Schizophrenie auf eine Erhöhung des Anandamidspiegels im Nervenwasser bzw.

im Gehirn zurückgeführt. CBD stimuliert Vanilloidrezeptoren vom Typ 1 und Typ 2. Der Vanilloidrezeptor 1 wird vor allem auf Nervenendigungen, die als Schmerzrezeptoren fungieren, gefunden. Die Stimulierung der Vanilloidrezeptoren 1 durch CBD könnte daher zu seinen schmerzhemmenden Wirkungen beitragen.

CBD **verstärkt die Signalgebung** durch Adenosin im Körper. Adenosin übt eine Anzahl von Wirkungen aus, so blockiert es die Ausschüttung aller aktivierenden und belebenden Botenstoffe im Nervensystem, sogenannte Neurotransmitter, wie beispielsweise Dopamin, Acetylcholin und Noradrenalin. Dies bewirkt beispielsweise eine Weitung der Blutgefäße. Auch einige entzündungshemmende Wirkungen von CBD könnten auf diesem Wirkmechanismus beruhen. Forscher untersuchten die Mechanismen, durch die CBD entzündliche und neuropathische Schmerzen bei Tieren hemmt. Der Glycinrezeptor scheint für die **Unterdrückung chronischer Schmerzreize** durch CBD verantwortlich oder mitverantwortlich zu sein. Er befindet sich hauptsächlich in den Nervenzellen. CBD bindet an den 5-HT1A-Rezeptor. Der 5-HT1A-Rezeptor gehört zur Familie der sogenannten Serotoninrezeptoren. Dieser Rezeptor ist im Gehirn und Rückenmark für Lernvorgänge, die Regulierung der Körpertemperatur und andere Effekte verantwortlich. Seine

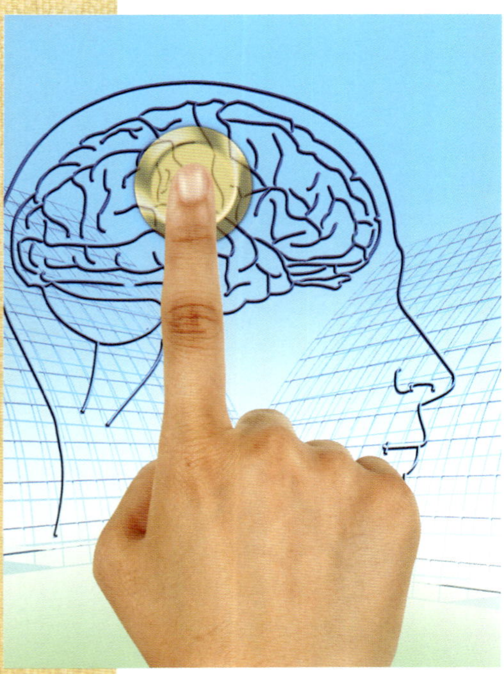

Aktivierung könnte zu den **angstlösenden** Wirkungen des CBD beitragen und bei der Behandlung psychischer Erkrankungen, wie Angstzustände und Depressionen, neue Therapieansätze ermöglichen.

CBD wirkt stark **antioxidativ** und ist also ein Fänger freier Radikale. Weiterhin scheint CBD bei der osteoblastischen Differenzierung von mesenchymalen Stammzellen eine wichtige Rolle zu spielen und hat vielleicht auch einen bedeutenden Stellenwert beim Erhalt und der Förderung einer **gesunden Knochenstruktur (Osteoporose)**. CBD besitzt eine **bakterizide Wirkung**.

Medizinische Wirkung von CBD (Quelle: steephill.com)
Lindert Schmerzen (Analgetikum)
Verlangsamt Bakterienwachstum (antibakteriell)
Senkt den Blutzucker (Antidiabetikum)
Lindert Erbrechen und Übelkeit (antimimetikum)
Reduziert Anfälle und Krämpfe (Antiepileptikum)
Entzündungshemmend (antiinflammatorisch)
Reduziert Risiko einer Arterienblockade (antiischämisch)
Hemmt Zellwachstum in Tumoren und Krebszellen (antiproliferativ)
Lindert Schuppenflechte (Anti-Psoriasis)
Wirkt gegen Psychosen (antipsychotisch)
Unterdrückt Muskelkrämpfe (krampflösend)
Lindert Angstzustände (anxiolytisch)
Fördert Knochenwachstum (Knochenstimulanz)

Moduliert Funktion im Immunsystem (immunsuppressiv)
Reduziert Kontraktionen im Dünndarm (intestinale Anti-Prokinetik)
Schützt Degeneration des Nervensystems (neuroprotektiv)

In Tierversuchen wurden bisher die meisten CBD-Wirkungen nachgewiesen. Noch immer viel zu wenige klinische Studien zeigen das umfassende Wirkspektrum von CBD.

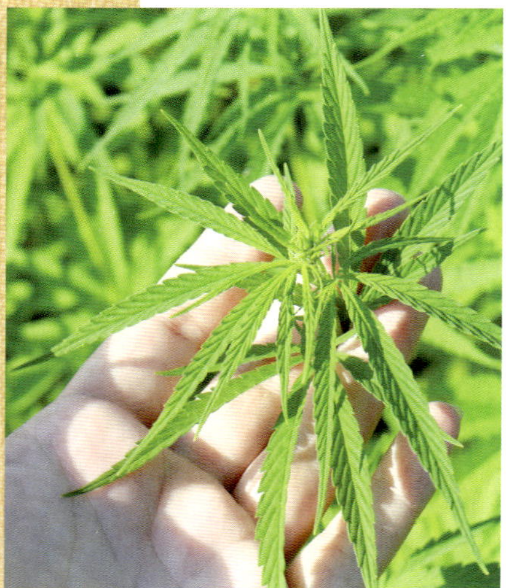

Die Grundlagenforschung weist auf eine mögliche therapeutische Verwendung bei einer Vielzahl von Erkrankungen und Symptomen hin. Die aktuelle Datenlage spiegelt jedoch nicht unbedingt das therapeutische Potential bei den untersuchten Krankheitsbildern wider. Die Erfahrungsmedizin kann aus dem medizinischen Alltag viele neue Therapieansätze zum erfolgreichen Einsatz von CBD liefern. Es bedarf also dringend weiterer und intensiverer Forschung.

Das endocannabinoide System (ECS)

Das **endocannabinoide System** ist ein fester Bestandteil des Nervensystems. Es ist nach derzeitigem Kenntnisstand offenbar für die Regulierung des Gleichgewichts der Immunantwort, der Kommunikation zwischen Zellen, des Stoffwechsels, des Gedächtnisses, des Schlafes, des Appetits, der Verdauung, des Hungers, der Stimmung, der Motorik, der Immunfunktion, der Fortpflanzung und der Fruchtbarkeit, des Vergnügens und des Wohlbefindens unseres Körpers und der Belohnungs-, Schmerz- und Temperaturregulierung verantwortlich.Trotz dieser ganzheitlichen Rolle, die dieses System einnimmt, wusste man lange Zeit gar nichts von seiner Existenz. Entdeckt wurde es erst im Jahr 1992 durch ein Forschungsteam des National Institute of Mental Health (NIMH, Bethesda, Maryland, USA) unter der Leitung von **William Devane** und **Lumir Hanus** in Zusammenarbeit mit dem israelischen Wissenschaftler **Raphael Mechoulam**.

Inzwischen weiß man, dass nicht nur der Mensch, sondern alle Wirbeltiere und sogar Amphibien über ein ECS verfügen. Ohne dieses wäre höheres Leben auf der Erde vermutlich gar nicht möglich. Es ist also entwicklungsgeschichtlich eines der ältesten regulierenden Systeme, welches wir zum Glück im Laufe der Evolution vererbt bekommen haben. Vor 750 Millionen Jahren besaßen schon Süßwasserpolypen ein ECS, um ihr Fressverhalten regulieren zu können.

Das ECS findet sich im ganzen Körper. Es ist mit allem verbunden – mit Organen, dem Gehirn, den Drüsen, dem Immunsystem und anderem Gewebe. Wenn es aktiviert wird, wirkt sich dies auf unterschiedliche Weise auf all das Genannte aus, aber alles zu einem einzigen Zweck: der Aufrechterhaltung der **Homöostase**. Es macht das ECS zu einem der wichtigsten Systeme für das Erreichen und Aufrechterhalten der menschlichen Gesundheit.

Bei Abweichungen von der Homöostase (= Gleichgewicht in den Körperfunktionen) wird das ECS aktiviert und reagiert entsprechend, indem es Endocannabinoide synthetisiert, die als kurzfristige Neurotransmitter wirken. Wenn der Körper Neurotransmitter für das ECS erzeugt, reagieren diese mit spezialisierten Cannabinoidrezeptoren, die auf der Oberfläche von Zellen sitzen. Diese Rezeptoren sind in einer Vielzahl von physiologischen Regionen zu finden, wie zum Beispiel Immunsystem, Organe und Drüsen, Bindegewebe und Gehirn.Wie ein Schlüssel, der in ein Schloss passt, interagieren Endocannabinoide mit diesen Rezeptoren und übertragen Informationen, um eine Reaktion auszulösen, mit dem Ziel, dem Körper trotz äußerer Einflüsse dabei zu helfen, ein Gleichgewicht zu erreichen.

Benannt wurde das ECS nach den Inhaltsstoffen der Cannabispflanze, den Cannabinoiden, da diese zur Entdeckung des Systems führten. Durch das ECS interagieren die natürlich vorkommenden Cannabinoide mit unserem Körper und lösen viele wohltuende Wirkungen aus.

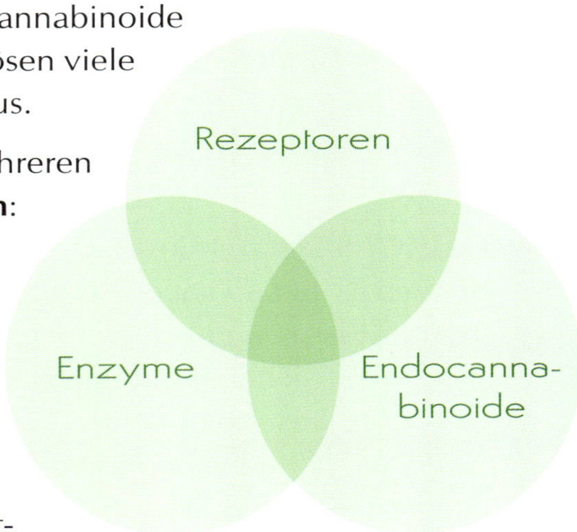

Das ECS besteht aus mehreren **integrierten Mechanismen**:

Enzyme sind Biokatalysatoren, die für die Bildung und den Abbau von Cannabinoiden verantwortlich sind. Bindungsstellen auf den Zellen, als **Rezeptoren** bezeichnet, vermitteln die Wirkung von äußerlich zugeführten Cannabinoiden, den Pflanzencannabinoiden, und Endocannabinoiden. **Endocannabinoide** werden auf natürliche Weise vom Körper selbst gebildet. Diese Mechanismen sind hauptsächlich für die Kommunikation innerhalb des Körpers verantwortlich, um verschiedene biologische Reaktionen optimal zu regulieren.

Lange Zeit fragten sich die Forscher, ob der Körper seine eigenen natürlichen Vertreter zu den zuvor entdeckten Pflanzencannabinoiden wie THC und CBD produziert. Die Antwort fiel positiv aus – dies geschieht in Form der Endocannabinoide **Anandamid** (von Sanskrit Ananda: Glückseligkeit) und 2-AG. Anandamid bindet an die Rezeptoren des Endocannabinoidsystems, an denen auch das THC der Cannabispflanze andockt. Es ist bei ausreichender Dosierung auch in der Lage, THC und weitere Cannabinoide zu verdrängen. **2-Arachidonylglycerol**, kurz 2-AG, ist neben Anandamid das zweite wichtige körpereigene Cannabinoid. 2-AG kann sowohl an den Cannabinoidrezeptor 1 (CB1) als auch an den Cannabinoidrezeptor 2 (CB2) binden und diese aktivieren.

Das ECS lässt sich pharmakologisch beeinflussen, was unter anderem auch den in der Hanfpflanze enthaltenen pflanzlichen Cannabinoiden eine wichtige Rolle in der zukünftigen Behandlung von verschiedenen Erkrankungen einräumen dürfte (siehe dazu auch die Ausführungen weiter unten).

Auf den nächsten Seiten erklären wir das komplexe ECS noch ausführlicher; eher etwas für Spezialisten.

Das endocannabinoide System kann als Kommunikationssystem betrachtet werden, das zwischen dem menschlichen Gehirn und dem Körper interagiert. Es besteht aus verschiedenen Rezeptoren. Rezeptoren sind Proteine oder Proteinkomplexe, an welche sich Moleküle binden können, um für die Vermittlung von Signalen zu sorgen, welche wiederum bestimmte Reaktionen hervorrufen. Das endocannabinoide

System hat seinen Namen von den chemischen Verbindungen, die innerhalb dieses Systems wirken. Das sind die Endocannabinoide. Dabei steht die Vorsilbe „endo-“ für endogen. Endogen ist alles, was **innerhalb des Körpers** passiert. Endocannabinoide sind also Wirkstoffe, die innerhalb des Organismus von diesem selbst produziert werden. Zudem gibt es **exogene Cannabinoide**. So werden die pflanzlichen Cannabinoide der Hanfpflanze bezeichnet. Sie sind den menschlichen Cannabinoiden sehr ähnlich und wirken – einmal im Körper angekommen – deshalb auf eine ähnliche Weise auf das endocannabinoide System ein. Egal, ob exogene oder endogene Cannabinoide, die jeweiligen Substanzen binden an die eigens für sie vorgesehenen Rezeptoren an, um verschiedene Vorgänge zu aktivieren. Diejenigen Cannabinoide, die direkt anbinden, werden als **Agonisten** bezeichnet. Die Substanzen, die dagegen die Rezeptoren blockieren, um eine bestimmte Wirkung zu hemmen, nennt man **Antagonisten**. Das ECS umfasst also die Cannabinoidrezeptoren und deren natürliche **Liganden (Botenstoffe)** und den nachgeschalteten intrazellulären Signalverarbeitungs- und Effektormechanismen. Die Entdeckung dieser spezifischen Rezeptoren führte zur Erkenntnis, dass es auch körpereigene Liganden (Endocannabinoide) für diese Rezeptoren geben müsse. 1992 konnte die erste Substanz aus Schweinehirnen isoliert werden, die an CB1-Rezeptoren anbindet, das als Anandamid bezeichnet wird und in Anlehnung an das Sanskrit-Wort Ananda für „Glückseligkeit“ seinen Namen erhielt. Gefühle wie Freude oder Euphorie und das Belohnungssystem werden von dem Molekül bzw. diesem Neurotransmitter beeinflusst. Es fühlt sich an wie ein „Läuferhoch“, das bei intensivem Sport gespürt wird. Es wird sogar davon ausgegangen, dass sport-

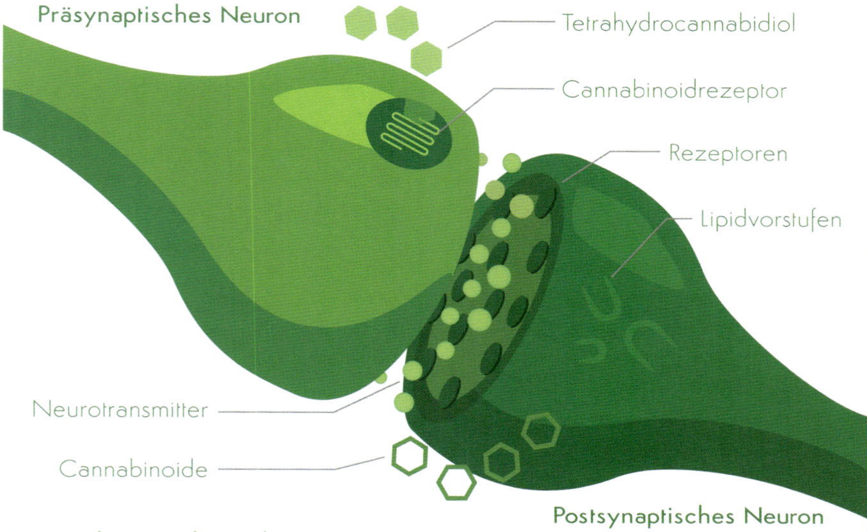

Das Endocannabinoidsystem

liche Betätigung die Freisetzung von Anandamid fördert. 2-Arachidonylglycerol (2-AG) ist ein Endocannabinoid, das die Cannabinoidrezeptoren CB1 und CB2 aktiviert. In den neunziger Jahren des vergangenen Jahrhunderts folgte die Entdeckung weiterer endocannabinoider Substanzen. Alle diese Endocannabinoide werden als „kurzfristige" Neurotransmitter bezeichnet, weil sie nur dann synthetisiert werden, wenn der Körper signalisiert, dass er sie akut benötigt. Nach ihrer Freisetzung werden sie rasch deaktiviert und verstoffwechselt. Der Körper produziert Endocannabinoide, um wesentliche körperliche Funktionen und Muster auszulösen. **Ethan Russo**, ein bedeutender Hanfforscher und Mitglied in diversen internationalen Organisationen, glaubt, dass mangelhafte Cannabinoidspiegel die zugrundeliegende Ursache von zahlreichen Krankheiten sein könnten. Das endocannabinoide System besteht aus drei wesentlichen Komponenten: den **Rezeptoren CB1** und **CB2**, den **Ligan-**

den (endocannabinoide und cannabinoide Stoffen) und den nachgeschalteten **Enzymen und Proteinen**, beispielsweise Neurotransmitter oder Zytokine. Das Zusammenspiel dieser Komponenten, z.B. die Expression und relative Dichte der Rezeptoren, die Bildung von spezifischen Liganden und die Geschwindigkeit ihres Abbaus, bestimmt den sogenannten endocannabinoiden Tonus. Eine veränderte tonische Aktivität, die durch die ausgleichende Bereitstellung von endogenen Agonisten und Antagonisten gekennzeichnet ist, wurde in unterschiedlichen Krankheitsbildern nachgewiesen. Bisher sind zwei Cannabinoidrezeptoren identifiziert, der CB1- und der CB2-Rezeptor. Sie gehören zur großen Familie der G-Protein-gekoppelten Rezeptoren, die mit Calcium- und Kaliumionenkanälen in Verbindung stehen und u.a. bei Erregungsleitung und bei Aktivierungsprozessen eine Rolle spielen.

Die CB1-Rezeptoren werden überwiegend an den **Nervenzellen im Gehirn, im Rückenmark und im peripheren**

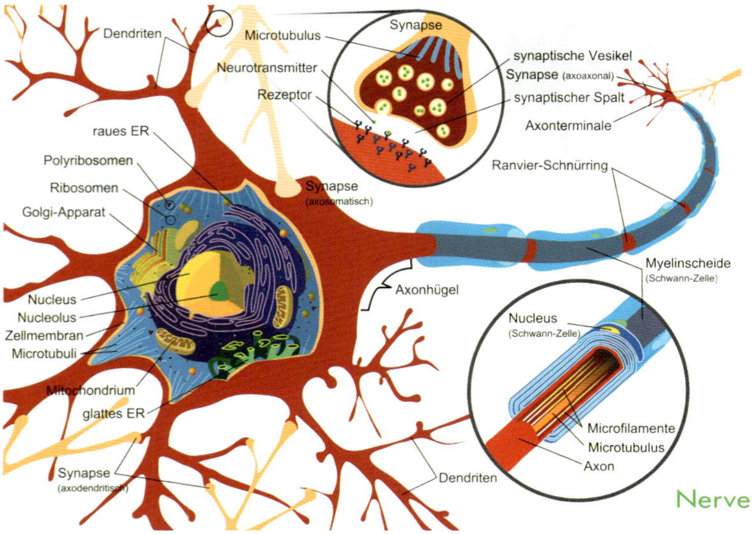

Nervenzelle

Nervensystem nachgewiesen. Sie kommen jedoch auch in anderen Organen und Geweben vor, darunter in Hormondrüsen, in den Leukozyten, in Teilen der Fortpflanzungsorgane, der Harnwege und des Magen-Darm-Trakts. Viele CB1-Rezeptoren werden von den Enden zentraler und peripherer Nerven exprimiert und hemmen die Freisetzung von Neurotransmittern. Die Aktivierung von CB1-Rezeptoren schützt das Nervensystem vor einer Überreaktion, sozusagen vor einem Kurzschluss. CB1-Rezeptoren werden besonders stark in den Regionen des Gehirns exprimiert, die für Bewegung, Gedächtnis und Schmerzverarbeitung verantwortlich sind. Sie finden sich am häufigsten im Kleinhirn, in den Basalganglien und im Hippocampus, aber auch im peripheren Nervensystem (z.B. im Darm). Besonders an der **Schmerzhemmung** sind Cannabinoide maßgeblich beteiligt – bei einem gesunden Körper wird bei Schmerz das **körpereigene Anandamid** freigesetzt. Beim CB1-Rezeptor werden nachfolgende Prozesse gestartet, die eine Schmerzlinderung bewirken. Dagegen finden sich die CB2-Rezeptoren überwiegend an Immunzellen und auf Zellen, die am Knochenauf- (Osteoblasten) und -abbau (Osteoklasten) beteiligt sind. Über sie wird ein breites Spektrum von immunologischen Effekten initiiert, beispielsweise die Ausschüttung von Zytokinen. Substanzen, die die CB2-Rezeptoren aktivieren, haben keinen psychischen Effekt. So hemmt CBD beispielsweise die berauschende Wirkung von THC. THC bindet als Agonist den CB1-Rezeptor des ECS, während CBD die Rolle des Antagonisten übernimmt und deshalb dem THC entgegenwirken kann. Die CB2-Rezeptoren und ihre Liganden werden intensiv erforscht, um analgetische, entzündungshemmende und krebshemmende Wirkungen zu erzielen. Die Funktion der Rezeptoren besteht unter anderem darin, das **innere Gleichgewicht** aufrechtzuhalten, also die Homöostase des menschlichen Organismus. Die Regulation der CB-Rezeptoren erfolgt über Signalmoleküle. Die Cannabinoide binden bevorzugt an den Rezeptoren. Sie haben die Fähigkeit, andere Liganden aus der Rezeptorbindung zu verdrängen und deren Signalgebung abzuschalten. Das menschliche Nervensystem wird also mittels Rezeptoren angesprochen. Rezeptoren sind Sender und Empfänger, die Botenstoffe (Informationen) austauschen. Vereinfacht kann man sich das Nervensystem und das darin beheimatete endocannabinoide System wie eine lange Straße vorstellen, durch die ein Postbote fährt und Briefe in verschiedene Briefkästen wirft. In diesen Briefen sind Informationen für das endocannabinoide System enthalten. Das können gute und schlechte **Botenstoffe** (Briefe) sein, die dann unseren Alltag bestimmen. Diese Informationen (Briefe) beeinflussen unser Schmerzempfinden, unser Immunsystem und auch eine Vielzahl an Gefühlen. Dazu gehören Wut, Freude und sogar auch Liebe. Im Gegensatz zu anderen Cannabinoiden bindet sich CBD anscheinend weder besonders gut an CB1- noch an CB2-Rezeptoren, aktiviert dort aber verschiedene wichtige Prozesse. Nachdem sich Rezeptoren im ganzen Körper befinden, wirkt CBD ebenfalls beinahe überall im Körper. Wissenschaftler haben herausgefunden, dass es fünf verschiedene Rezeptoren (Briefträger) gibt, die in unserem Nervensystem ausschlaggebend für lebenswichtige Informationen sind. Einer davon ist der CB1-Rezeptor (Cannabinoidrezeptor). Dieser ist zuständig für das Transportieren von Informationen, die hauptsächlich für unser psychisches Gleichgewicht bzw. Wohlbefinden zuständig sind. Durch das CBD wird der CB1-Rezeptor dahin stimuliert, seine schlechten Informationen einzudämmen. Das wiederum wirkt sich positiv auf unser Wohlbefinden aus. Er kann psychische Krankheiten in Einzelfällen sehr positiv beeinflussen. Der Aufgabenbereich des CB2-Rezeptors hingegen liegt scheinbar im neurologischen Bereich. So kann dieser zum Beispiel bei einer Krankheit wie Alzheimer von Bedeutung sein. Auch dieser Rezeptor lässt sich, wie der CB1-Rezeptor, durch Cannabidiol positiv beeinflussen. **Daher besteht die berechtigte Hoffnung, dass gezielte Eingriffe in den körpereigenen Endocannabinoidstoffwechsel ganz neue therapeutische Perspektiven eröffnen könnten.** Die Vanilloidrezeptoren sind hauptsächlich für unser **Schmerzempfinden** verantwortlich. Kurzum: Dieser Briefträger hat die Mahnungen in der Tasche. Schmerzen sind wichtig und lebenserhaltend. Sie warnen uns vor Verletzungen und Gefahren und weisen uns auf Krankheiten hin. An diesen Vanilloidrezeptoren wirken zum Beispiel auch Schmerztabletten und natürlich das CBD, dass diese beiden Rezeptoren direkt beeinflusst. Da Cannabidiol eine hemmende und blockende Wirkung aufweist, eignet sich CBD ausgezeichnet dafür, **um Schmerzen auf pflanzlicher Basis zu begegnen**. Übrigens wirkt CBD auch so auf den Typ2-Rezeptor, dass mit seinen Informationen bösartige Tumorzellen (Krebs) beeinflusst werden können. Der 5-HT1A-Rezeptor zählt zu den Serotoninrezeptoren und arbeitet hauptsächlich im Rückenmark und im Gehirn. **Er ist zum Beispiel zuständig für das Lernen und für die Regulierung der Körpertempe-**

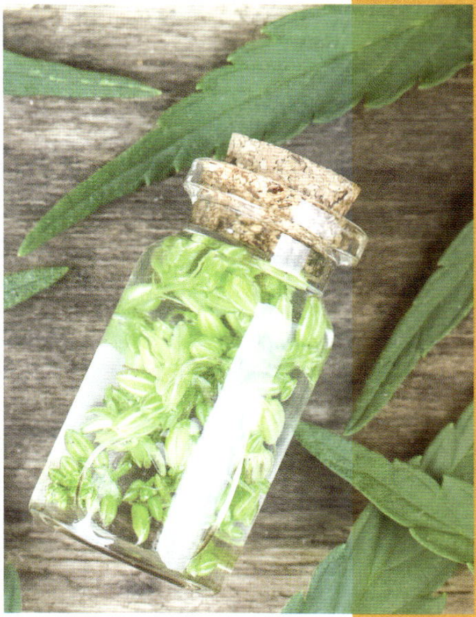

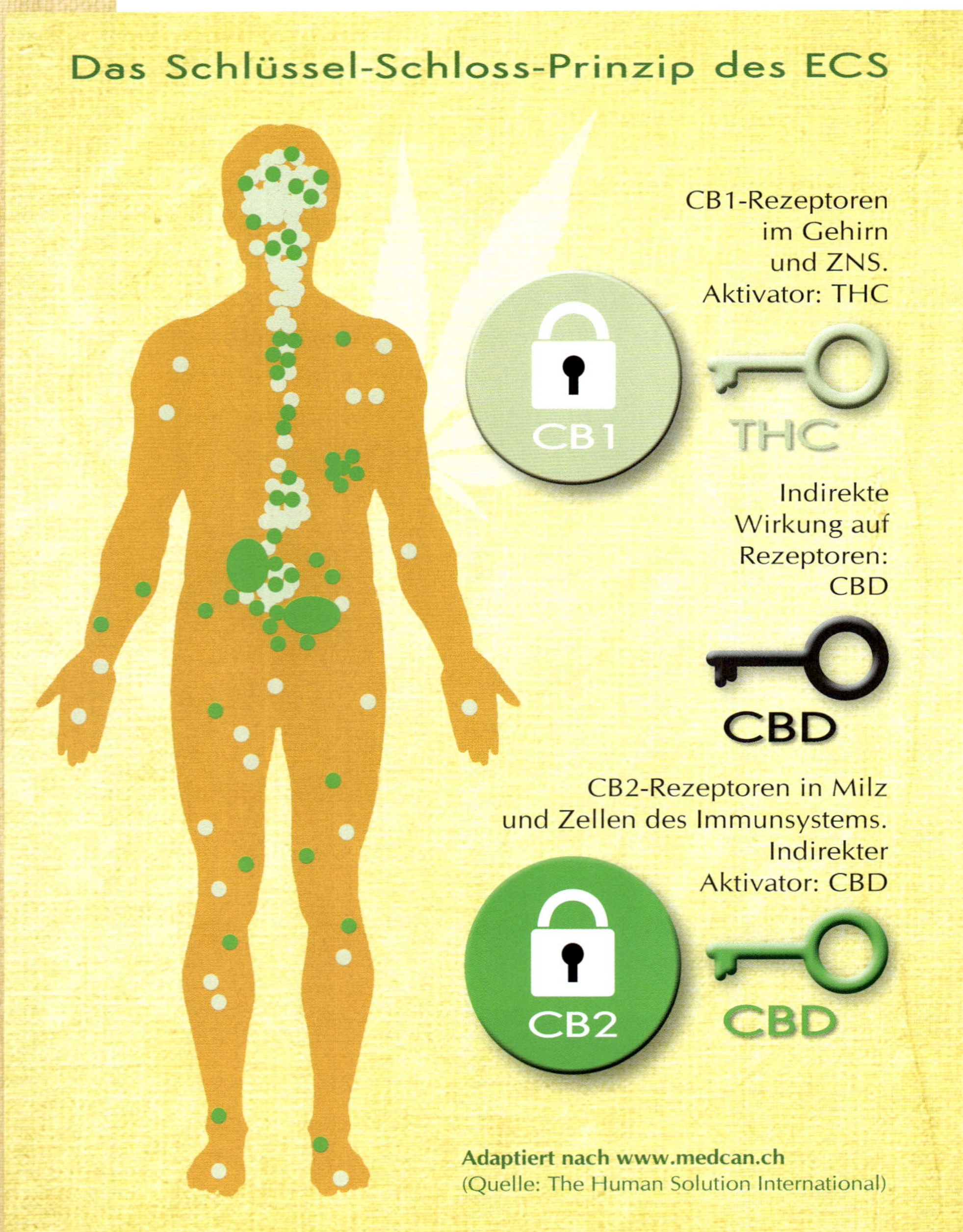
Das Schlüssel-Schloss-Prinzip des ECS
CB1-Rezeptoren im Gehirn und ZNS. Aktivator: THC
CB1
THC
Indirekte Wirkung auf Rezeptoren: CBD
CBD
CB2-Rezeptoren in Milz und Zellen des Immunsystems. Indirekter Aktivator: CBD
CB2
CBD
Adaptiert nach www.medcan.ch
(Quelle: The Human Solution International)

ratur. Dies sind aber nur zwei von vielen erwähnenswerten Funktionen. Besonders interessant ist der 5-HT1A-Rezeptor für das CBD, wenn es darum geht, psychische Krankheiten einzudämmen oder vielleicht ganz zu heilen. Cannabidiol kann somit vielversprechend gegen Depressionen und Angstzustände eingesetzt werden. CBD kann auch mit anderen Rezeptoren interagieren. Mittlerweile haben Forscher zudem herausgefunden, dass Cannabinoide auch auf andere Rezeptoren wirken und somit eine Vielzahl von Prozessen in Gang setzen können.

Das Endocannabinoidsystem ist ein grundlegendes, allerdings höchst komplexes Steuerungssystem. Die Lokalisierung der Cannabinoidrezeptoren und die Vielzahl der Liganden bieten Ansatzpunkte sowohl für eine pharmakologische Intervention als auch für die ernährungsphysiologische Beeinflussung. Besonders in puncto Cannabinoide jenseits der Cannabispflanze herrscht allerdings immenser Forschungsbedarf. Denn noch viel zu wenig ist über Nahrungsbestandteile bekannt, die das endocannabinoide System aufrechterhalten und günstig beeinflussen. Der grüne Tee und das Leberblümchen sind hier nur der Anfang. Denn interessanterweise wurden in anderen Pflanzen ebenfalls Cannabinoide entdeckt.

Das endocannabinoide System lässt sich auch mit dem **Schlüssel-Schloss-Prinzip** (siehe Seite 72) veranschaulichen.

Verfügbarkeit von CBD

Vom natürlichen CBD-Öl über CBD-Paste, CBD-Blüten bis zu Kosmetikprodukten: Cannabidiol gibt es mittlerweile in allen Formen und Varianten. Zur Orientierung folgt hier eine Beschreibung der verfügbaren CBD-Produkte:

- **CBD-Öl**: Hierbei handelt es sich meist um ein MCT-Öl (MCT = medium chain triglycerides) aus der Kokosnuss oder Hanfsamenöl mit unterschiedlichem Gehalt an CBD (z.B. 5-prozentiges, 10-prozentiges oder 20-prozentiges Öl). Sogenannte Vollspektrumöle enthalten neben CBD noch andere Cannabinoide, Terpene und Flavonoide, manchmal auch Geschmacksstoffe wie Vanille. Der THC-Gehalt muss selbstverständlich in jedem Fall auf Grund gesetzlicher Bestimmungen in Österreich unter 0,3 % liegen. Für Deutschland gilt ein Grenzwert von 0,2%. **CBD-Öl ist nicht gleichzusetzen mit Hanföl.** Hanföl wird aus Hanfsamen gepresst. Dieses Hanfsamenöl allein enthält zwar eine Menge gesunder Fette, jedoch keine nennenswerte Menge an CBD. Erst durch Anreicherung mit CBD wird daraus ein CBD-Öl.
- **CBD-Tropfen**: Es handelt sich im Prinzip um nichts anderes als CBD-Öl, das in einem Tropffläschchen verkauft wird. Somit lässt sich das Öl leichter dosieren.

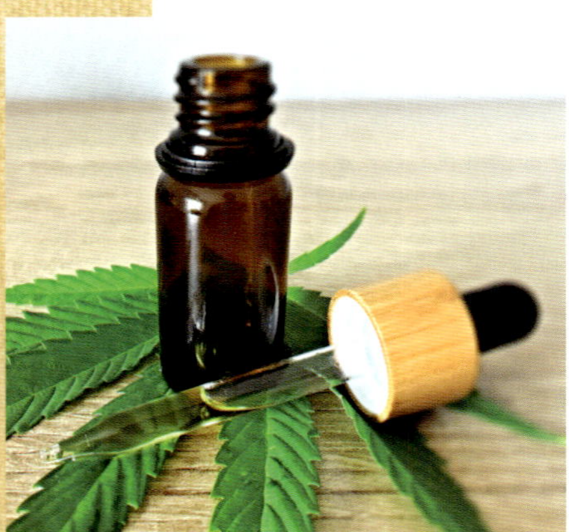

Verwirrend sind zunächst die verschiedenen Prozentangaben der Öle. Diese Angaben sind aber wichtig, um ihre Wirkungsintensität unterscheiden zu können. Ein 5 %iges CBD-Öl ist von niedriger Intensität, ein 10%iges CBD-Öl von mittlerer Intensität und ein 20%iges CBD-Öl von hoher Intensität. Wichtig ist ein Gütesiegel, das bestätigt, dass die CBD-Öle frei von Pestiziden, Herbiziden, Toxinen, Schwermetallen, Lösungsmitteln und synthetischen Cannabinoiden sind. Es sollte zudem keine Parabene und künstlichen Farbstoffe enthalten. CBD-Öle mit z.B. MCT-Kokosnussöl sind vegan. Achten Sie beim Kauf eines CBD-Öls jedenfalls auf das Zertifikat, wenn Sie sich unsicher fühlen.

- **CBD-Tee**: Tee aus getrockneten Hanfblüten und -blättern, die von einer CBD-reichen, aber THC-armen Hanfsorte stammen. CBD-Tee und Hanftee unterscheiden sich durch den Gehalt an Inhaltsstoffen.

- **CBD-Paste**: Es handelt sich um ein dickflüssiges und goldgelbes CBD-Extrakt mit meistens über 50 % CBD-Gehalt. In einem Stahlspender befindet sich eine Dosierspritze, die immer wieder ausgetauscht werden kann. Auf dem Stahlspender befinden sich Markierungen, mit deren Hilfe die Paste äußerst genau dosiert werden kann. Die Paste besitzt also eine sehr hohe Wirkintensität und eignet sich nicht nur als Begleittherapie schwerer Erkrankungen.

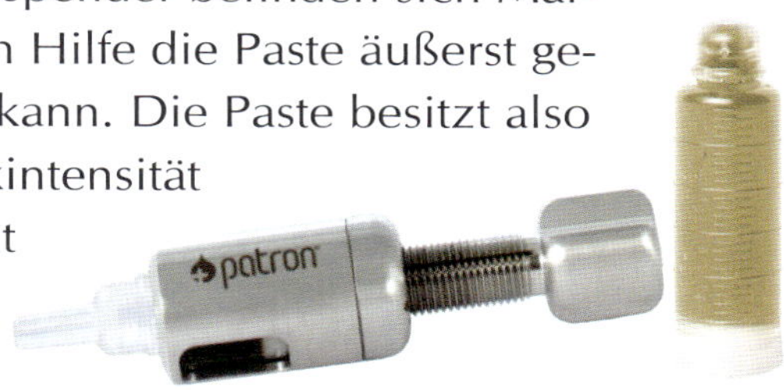

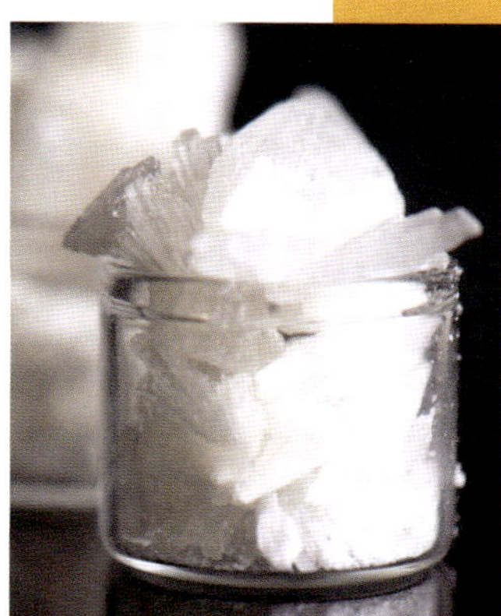

- **CBD-Kristalle**: Dabei handelt es sich um die reinste Form von CBD, denn die Kristalle bestehen aus mindestens 98 %igem Cannabidiol. Demzufolge enthalten sie kein THC, keine Terpene und Flavonoide. Sie sehen aus wie weißes Pulver und werden meistens mittels CO_2-Extraktion aus der Hanfpflanze gewonnen. CBD-Kristalle sind geruchs- und geschmacksneutral.

Laut EU-Verordnung werden CBD-Kristalle häufig für Kosmetikprodukte verwendet. Werden sie einem MCT-Öl beigegeben, können damit höher dosierte Öle produziert werden.

- **CBD-Salbe/Creme**: Diese Produkte helfen dabei, die Schutzbarriere der Haut zu stabilisieren. Die reichhaltige Pflege sollte frei von Kortison sein und eignet sich somit ideal zur längerfristigen Anwendung. In der Regel handelt es sich um Hautpflegeprodukte, denen CBD (zum Beispiel in Form von Kristallen oder Öl) beigemischt wurde.
  Auch hier gilt: Achten Sie auf die Inhaltsangaben!
- **CBD-Schmerz- und Massageöl**: Müde, schmerzende Gelenke und Körperstellen wirken sich auf Dauer negativ auf das körperliche und geistige Wohlbefinden aus. Deshalb werden Schmerzöle auch gern mit dem Zusatzbegriff „Gelenk-" versehen. Ein CBD-Massageöl

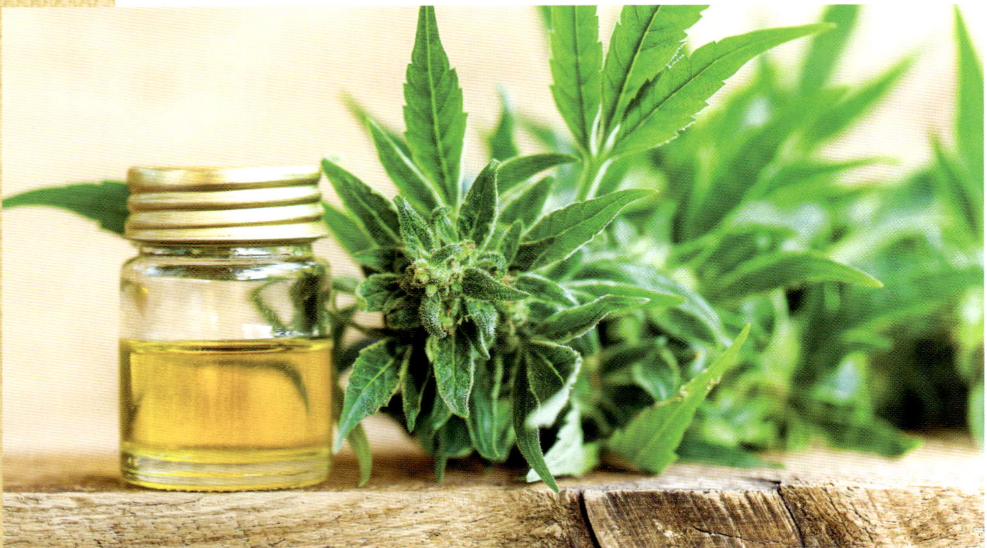

besitzt tiefenentspannende Eigenschaften. Idealerweise sind Airless-Spender praktisch in der Anwendung und hygienisch einwandfrei. Auch hier gilt: Achten Sie auf die Inhaltsangaben!

- **CBD-Kapseln**: In den Kapseln befindet sich eine bestimmte Menge an purem CBD (je nach Produkt etwa zwischen 10 und 150 mg je Kapsel) und meist auch etwas Öl, damit der Wirkstoff besser aufgenommen wird. Idealerweise sollten Sie pflanzliche Cellulosekapseln ohne Farbstoffe bevorzugen. Gelantinekapseln werden aus tierischen Produkten hergestellt.
- **CBD-Liquids**: Hierbei handelt es sich um Liquids, die zum Dampfen in einer E-Zigarette gedacht sind und mit reinem CBD-Isolat (zum Beispiel Kristallen) angereichert werden.
- **CBD-Blüten bzw. CBD-Gras**: Es werden auch getrocknete Blüten einer CBD-reichen Nutzhanfsorte angeboten. Die Blüten sehen gewöhnlichem „Gras" zwar zum Verwechseln ähnlich, jedoch enthalten sie kaum THC und können daher keinen Rausch auslösen. Wichtig: Achten Sie darauf, dass die Blüten aus dem EU-Sortenkatalog der zugelassenen Hanfsorten stammen und der THC-Wert regelmäßig geprüft wird. Damit ist sichergestellt, dass diese die Grenzwerte für THC nicht überschreiten und sie zu 100 % legal sind.

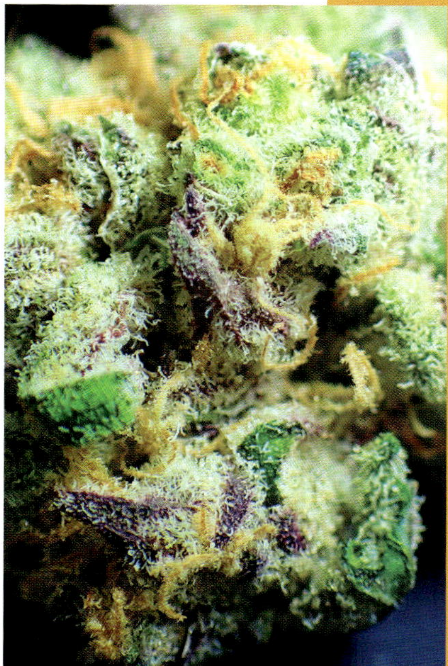

- **CBD-Vaporizer**: Mit einem Vaporizer können Sie CBD verdampfen und inhalieren – zum Beispiel CBD-Liquids, CBD-Blüten oder CBD-Kristalle. Die wertvollen Inhaltsstoffe des CBDs gelangen sehr rasch direkt über die Lungenbläschen in den Blutkreislauf. Im Gegensatz zur E-Zigarette bleiben keine Teerrückstände übrig, welche der Lunge schaden.

  Im Nutzhanf gibt es neben dem CBD über 112 andere Cannabinoide und zusätzlich sogenannte Flavonoide und Terpene.

  Bei sogenannten **Vollspektrumprodukten** (zum Beispiel Vollspektrumöle, Blüten oder Tees) sind neben dem CBD noch weitere Cannabinoide, Terpene und Flavonoide enthalten.

  Im Gegensatz dazu stehen **die Isolate** (zum Beispiel Kristalle): Diese beinhalten ausschließlich reines CBD.

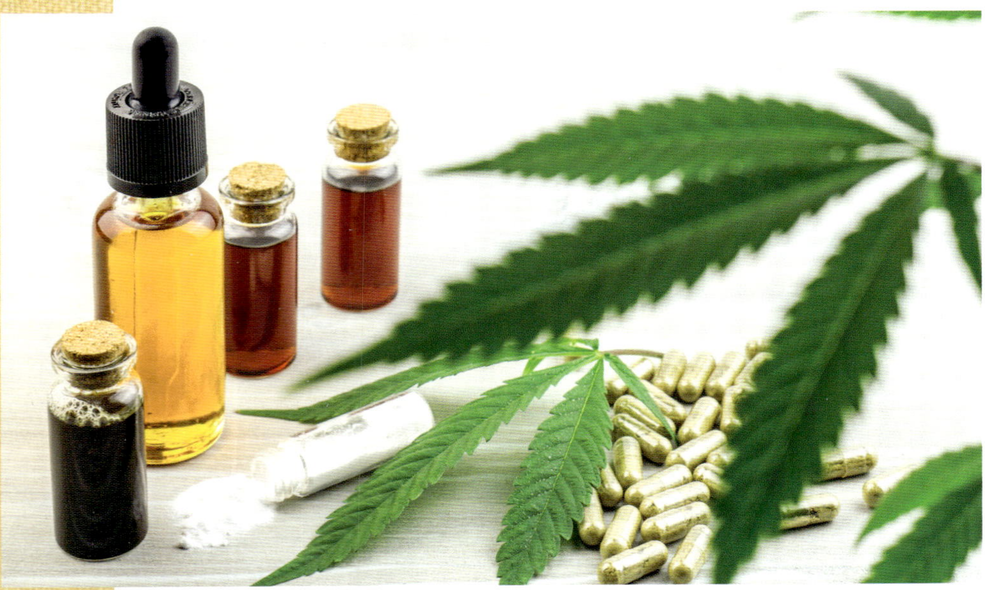

- **CBD-Zäpfchen**: Sie bieten einige Vorteile gegenüber anderen Darreichungsformen von CBD. Schleimhäute nehmen den Wirkstoff CBD besonders rasch auf. Außerdem wird bei rektal oder vaginal angewendeten Zäpfchen im Gegensatz zu oral eingenommenen Präparaten nur ein geringerer Teil des Wirkstoffes durch die Leber abgebaut. Die Wirkung tritt damit auch viel rascher ein. Zudem wird die orale Einnahme von Kapseln oder Tabletten oft von Schluckbeschwerden oder einem gereizten Hals begleitet, was auch zu Übelkeit und Erbrechen führen kann.

  Die CBD-Zäpfchen haben eine schmerzstillende, beruhigende und entkrampfende Wirkung auf die Gebärmutter, den Darm und den gesamten Unterbauch. Sie wirken fast prompt am Ort der Schmerzentstehung. Die allgemein entspannende Wirkung des CBD hilft gegen Angstzustände und fördert einen gesunden Schlaf. Panikattacken, die bei einer starken Schmerzerfahrung entstehen, können vermieden werden. Die Zäpfchen sind auch eine gute Prophylaxe für Frauen, die öfter unter Scheidenentzündungen oder unter vaginaler Trockenheit leiden. Über die Scheidenwand legt sich so ein aktiver und schützender Biofilm.

  Während der Regelblutung wird zuerst das Zäpfchen in die Scheide eingeführt, danach der Tampon. Ist eine Regelblutung sehr stark, kann das Zäpfchen auch rektal angewendet werden. Außerhalb der Regelblutung entfaltet das CBD-Zäpfchen am besten nachts seine Wirkung.

  Unangenehme Nebenwirkungen sind nicht zu erwarten. Vor der Einführung der Zäpfchen sollten die Hände gründlich gereinigt werden. Am leichtesten ist es, die Zäpfchen in einer liegenden Position einzuführen und in dieser wenn möglich etwa weitere 15 Minuten zu bleiben. Das spitze Ende des Zäpfchens soll zuerst eingeführt werden. Wichtig ist nur, dass die Zäpfchen kühl gelagert und vor dem Einführen aus ihrer Ummantelung genommen werden.

Wie schnell und wie lange wirkt CBD?

Die Art, wie und wie schnell das CBD seine Wirkung entfaltet, hängt stark von der Form ab, in der es angewendet wird. Am schnellsten gelangt der Wirkstoff durch Inhalation in den Blutkreislauf. Hierzu benötigt man, neben einem speziellen CBD-Liquid, auch einen Vaporizer. Die Wirkung setzt mit diesen Hilfsmitteln praktisch sofort ein.

Die zweitschnellste Wirkung kann man mit der Gabe eines CBD-Öls direkt unter die Zunge (sublingual) erzielen. Dafür wird das CBD-Öl unter die Zunge getropft. Vermeiden Sie den Kontakt der Pipette mit dem Speichel. Sonst wird Ihr Öl durch die Enzyme des Speichels rasch ranzig. Das Öl mit Speichel vermischen und schließlich hinunterschlucken. Es wird über die Mundschleimhaut aufgenommen und wirkt in der Regel schon nach 15–20 Minuten.

Das gilt auch für die CBD-Paste. Bei CBD-Tee dauert es etwas länger, bis eine Wirkung einsetzt, da der Wirkstoff zunächst verdaut und vom Blutkreislauf aufgenommen werden muss. Dafür braucht jeder Körper unterschiedlich lange, man kann also mit 20 Minuten bis zwei Stunden rechnen, bis das CBD des Tees wirkt.

Auf der Haut kann CBD-Öl in Form von Salben oder Cremes angewendet werden. Es dauert etwa eine Stunde, bis der Wirkstoff vollständig in den Blutkreislauf gelangt und seine Effekte entfalten kann.

CBD – Wirkungsdauer und Wirkungseintritt			
	Aufnahmeort	Wirkungsbeginn	Wirkungsdauer
CBD-Öl	Mund-schleimhaut	15–20 min	4–6 h
CBD-Paste	Mund-schleimhaut	15–20 min	4–6 h
CBD-Kristalle	Mund-schleimhaut/ Dünndarm	15–20 min	4–6 h
CBD-Salbe/ Cremen	Haut/ Schleimhaut	1 h	6 h
CBD-Kapseln	Dünndarm	1–2 h	4–6 h
CBD-Verdampfer	Lunge	5 min	2–3 h
CBD-Zäpfchen	Darm- und Vaginal-schleimhaut	20–30 min	4–6 h

Wie schon erwähnt, hängt die Wirkungsweise nicht nur von der Darreichungsform, sondern auch von der Körperkonstitution des Anwenders ab. **Bei manchen Personen tritt die Wirkung sofort ein, während es bei anderen bis zu sechs Wochen dauern kann, bis sie ihre Wohlfühldosis gefunden haben.** Wenn Sie bedenken, dass die meisten Beschwerden und Erkrankungen sich langsam einschleichen und unser inneres Gleichgewicht dann kippt, ist es verständlich, dass zur Wiederherstellung dieses Gleichgewichts Zeit und Geduld erforderlich sind. Eine ausgewogene Ernährung, ausreichend Bewegung, gesunder Schlaf **und** CBD können dazu beitragen, dass sich Ihr seelisches und körperliches Gleichgewicht wiedereinstellt. Durch die verwendete Dosis lässt sich die Wirkung von CBD beeinflussen. Je mehr Öl eingenommen wird und je hochprozentiger dieses ist, desto schneller können Effekte eintreten. Nehmen Sie nicht einfach möglichst viel CBD, beginnen Sie mit einer niedrigen Dosis und erhöhen Sie diese bei Bedarf und orientieren Sie sich immer an den Angaben des Herstellers.

Tipps zum Erhöhen der Bioverfügbarkeit

Eine Studie aus dem Jahr 2015 bestätigt, dass bestimmte Fette die Bioverfügbarkeit, also die Aufnahmefähigkeit von CBD, erhöhen. Zu diesen Fetten zählen Käse, Butter, Milch für den Tee, Mandelöl, Olivenöl, Hanföl etc. Die Bioverfügbarkeit von CBD-Tee und oral eingenommenen CBD-Produkten kann damit verbessert werden.

Hanflebensmittel

Zum Abschluss dieses Teilkapitels noch eine Anmerkung zu Hanflebensmitteln. Hanflebensmittel sind aus einer gesunden und ausgewogenen Ernährung nicht mehr wegzudenken. Sie unterstützen durch ihre wertvollen Inhaltstoffe wie Omega-3- und Omega-6-Fettsäuren sowie essentiellen Aminosäuren nicht nur auf umfassende Weise den Körper, sondern sind auch äußerst geschmackvoll und bekömmlich. Hanfsamen und Hanföl sind vegan und tragen zu Ihrer Vitalität bei. Von CBD-Gummibärchen über Hanfbrownies mit CBD, CBD-Bier, Hanfeistee und vielem mehr ist das Angebot derart reichhaltig, dass oftmals Verwirrung ausgelöst wird. Achten Sie kritisch auf die Inhaltsstoffe dieser Lebensmittel! Die Aufnahme der Inhaltsstoffe erfolgt über den Dünndarm, der Wirkungsbeginn setzt nach ein bis zwei Stunden ein und die Wirkdauer beträgt vier bis sechs Stunden.

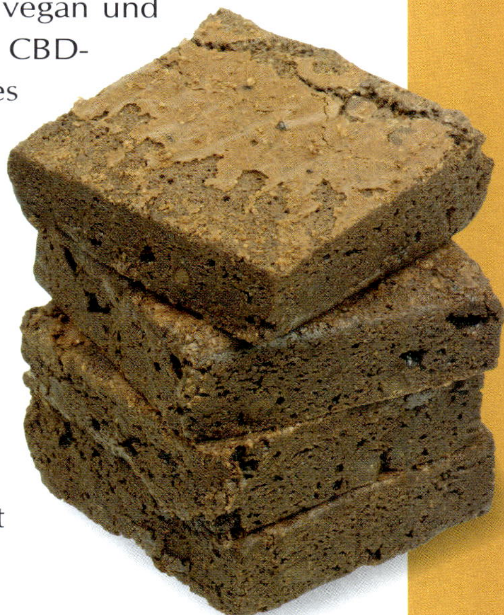

CBD-Dosierung

Patienten sollten mit einem Arzt zusammenarbeiten, der über Erfahrungen in der Empfehlung von CBD-Produkten verfügt. Gleichzeitig können informierte Patienten und Anwender als ihr eigener qualifizierter Gesundheitsberater fungieren.

Schauen wir uns bewusst jeden Menschen an. Die CBD-Dosierung ist eine individuelle Sache! Der Anwendungsbereich von CBD ist breit gefächert und reicht von schweren Krankheiten bis hin zu leichten Schmerzen. Es kann je nach Dosierung eher belebend oder beruhigend wirken. In den bisher durchgeführten Studien wurden Mengen zwischen 5 und 1.500 mg CBD pro Tag eingesetzt.

Um eine belebende Wirkung (z.B. für Motivation zur Bewegung, zur Verbesserung der Konzentration) zu erfahren, ist nur eine sehr kleine Menge an CBD anzuwenden.

Bei der CBD-Dosierung sollten Sie Folgendes beachten:

- den Anlass der CBD-Anwendung (Nahrungsergänzung, Vorbeugung oder Beschwerden/Krankheit),
- den allgemeinen Gesundheitszustand (Alltagsbeschwerden, Krankheiten),
- die Einnahme weiterer Medikamente,
- die angegebene Höhe der CBD-Konzentration,
- Ihr Körpergewicht,
- die körperliche Reaktion auf Cannabidiol,
- den Stoffwechseltyp (langsam oder schnell, Frau oder Mann),
- die Produktqualität (Vollspektrum?),
- die Einnahmemethode.

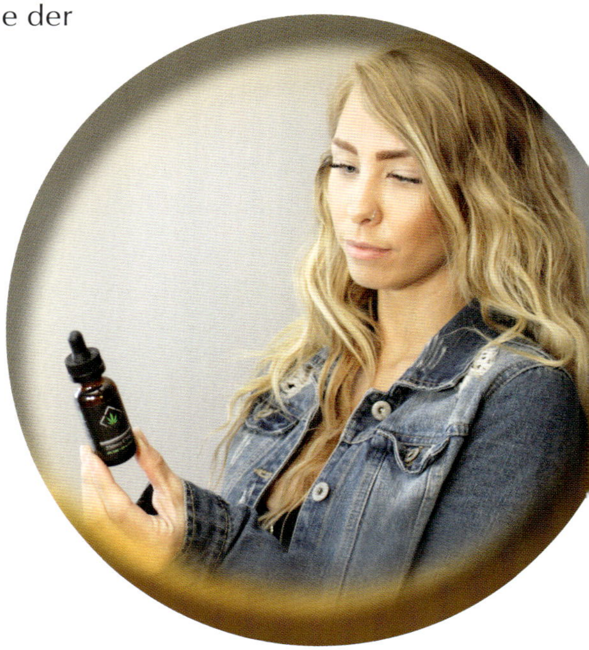

Das sogenannte **„Einschleichen"** ist eine schrittweise Erhöhung der CBD-Dosis über Tage oder einige Wochen (6–12 Wochen). Damit kann der Patient die individuelle Verträglichkeit austesten. Mit dem Einschleichen lassen sich unerwünschte Wirkungen vermeiden. Die Zieldosis kann dabei vorgegeben sein oder individuell bestimmt werden. Im zweiten Fall wird von einer Dosistitration gesprochen. Konkret bedeutet das: Als Anfänger beginnt man mit 1–2 Tropfen am Tag und arbeitet sich dann täglich um 1–2 Tropfen nach oben, bis sich das gewünschte Ergebnis einstellt. Die Anfangsphase der Einnahme von CBD-Paste ähnelt der des CBD-Öls. Unter dem Motto **„start low, go slow"** (fangen Sie niedrig an und gehen Sie langsam vor) dosieren Sie auch Zäpfchen oder Kapseln.

Und noch etwas ist ganz wichtig: **Auf das Cannabidiol in mg kommt es an.** Die Flaschen weisen in der Regel den Cannabidiolgehalt nicht nur in Milligramm (mg), sondern auch in Prozent aus. Dadurch entsteht der Eindruck, dass die Wirkung des Produkts besser ist, wenn der prozentuale Anteil an CBD höher ist. Ganz so leicht ist es bei der CBD-Öldosierung jedoch nicht, denn bei der Einnahme zählt das Cannabidiol in mg. Der prozentuale Anteil an Cannabidiol ist hier eher zweitrangig. Das bedeutet, man kann durch die Gabe von mehr niedrigprozentigen Tropfen den gleichen Effekt von einem höherprozentigen CBD-Öl erreichen. Die meisten CBD-Öle werden in 10-ml-Flaschen angeboten.

- Die niedrige CBD-Dosierung: Üblicherweise sind Mengen von bis zu 20 mg Cannabidiol pro Tag als kleine CBD-Öldosis zu betrachten. Mengen in dieser Größenordnung sind perfekt zur Vorbeugung und für kleinere Wehwehchen und Alltagsbeschwerden. Gut eignet sich hier die Konzentration 5 % (500 mg).

- Die Standard-CBD-Dosierung (mittlere): Eine CBD-Öldosierung zwischen 20 mg und 100 mg pro Tag versteht sich als mittlere Dosierung bzw. Standarddosierung. Diese Spanne eignet sich für etwas schwerere Beschwerden. Ideal sind hier Konzentrationen zwischen 10 % (1000 mg) und 20 % (2000 mg).
- Die hohe CBD-Dosierung: Alles über 100 mg CBD pro Tag kann als hohe CBD-Öldosierung benannt werden und dient zur Therapie von schweren Erkrankungen. Sie wird daher auch als therapeutische Dosierung bezeichnet. Für derartige Dosen empfiehlt es sich, auf eine Cannabidiolpaste (pures Konzentrat) umzusteigen, die optimalerweise mindestens 50 % Cannabidiol oder mehr enthält. Mit Zäpfchen und einem 20 %-CBD-Öl lässt sich ebenfalls eine therapeutische Dosierung erreichen.

Kann man CBD-Öl überdosieren? Eine Überdosierung im Sinne einer letalen CBD-Öldosis (tödlichen Dosis) kann kaum erreicht werden und ist bisher auch nicht bekannt. Obwohl es bisher nur wenige Erkenntnisse zu Wirkungen bei längerer Einnahme oder zu Wechselwirkungen mit Medikamenten gibt, zeigten Studien an Menschen, dass eine Dosierung von bis zu 1500 mg Cannabidiol pro Tag sehr gut vertragen wurde.

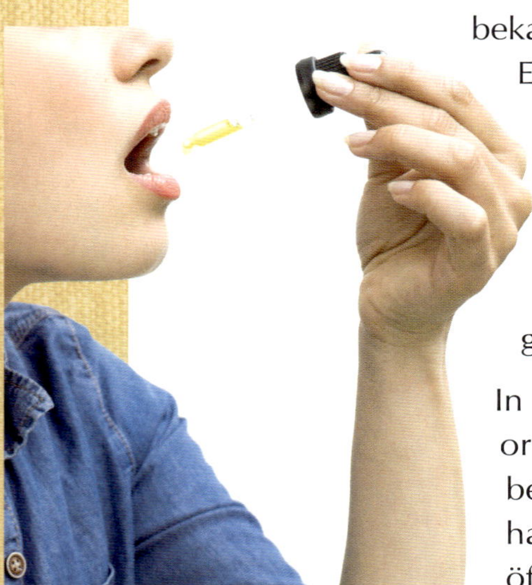

In einem Bericht der Weltgesundheitsorganisation (WHO) wurde außerdem bemerkt, dass es bisher keine Anhaltspunkte für eine Gefährdung der öffentlichen Gesundheit im Zusammenhang mit der Verwendung von Cannabidiol gibt. CBD ist also als ziemlich sicher einzustufen, obwohl es zu Nebenwirkungen kommen kann. Aus dem Bericht der WHO geht weiter hervor, dass die nicht psychoaktive Substanz (CBD) **weder körperliche Abhängigkeit** hervorruft **noch Missbrauchspotential** hat.

Die nachfolgend angeführten **Nebenwirkungen** sind bereits bekannt und in der Regel die Folge einer zu hohen CBD-Öldosierung bzw. einer zu schnellen Hochdosierung. Ein geringer Blutdruckabfall kann mäßige Kopfschmerzen, leichte Schläfrigkeit und damit verbunden Schwindelgefühl und etwas Benommenheit auslösen. Gelegentlich auftretender Durchfall ist im Sinne einer körperlichen Entgiftung zu verstehen. Eine zu hohe CBD-Dosierung „kann sich auf den Magen schlagen" und es kann Übelkeit entstehen, manchmal auch Brechreiz.

Ein Vollspektrumhanföl mit Cannabidiol, das weitere Cannabinoide, Terpene und Flavonoide enthält, kann eine stärkere Wirkung haben als CBD-Öle mit reinem CBD, wodurch weniger eben mehr ist. Erklärt werden kann dies durch den bereits erwähnten Entourageeffekt, also das Zusammenarbeiten der pflanzlichen Verbindungen in der Hanfpflanze. Es ist daher ratsam, auf die Qualität des Produktes zu achten und nicht zu schnell hoch zu dosieren.

Cannabidiol — Schutzpatron des Immunsystems?

Die Abwehrkräfte des menschlichen Körpers sind in der Regel viel beschäftigt. Parasiten, Bakterien sowie Viren haften auf Oberflächen (Toilettentüren, Einkaufswagen, Touchscreens, Haltestangen in Bussen u.v.m.) und versuchen, meist über die Schleimhäute oder die Atmungsorgane, in den Körper einzudringen. Diese Eindringlinge sind meist kleiner als die Zellen im Körper. Damit muss sich das Immunsystem dann auseinandersetzen. Es muss gesunde von kranken, infizierten Zellen unterscheiden können. Das angeborene Immunsystem ist vererbt und kann sozusagen traditionelle Angriffe auf den Körper abwehren. Die Abwehr komplettiert aber erst das adaptive Immunsystem. Dieses ist in der Lage, sich auf neue, bisher dem Körper unbekannte Viren, Bakterien, Pilze oder Parasiten einzustellen und diese zu bekämpfen. Ein erst vor wenigen Jahren entdeckter Teil der menschlichen Abwehrkräfte stellt das Endocannabinoidsystem (ECS) dar. Zum einen kann der Körper selbst Cannabinoide herstellen und sie diesem Abwehrsystem zur Verfügung stellen, zum anderen kann man selbst mit Hilfe von CBD-Produkten das ECS ansprechen.

CBD kann laut einer aktuellen Studie die Produktion von Zytokinen anregen. Zytokine sind Proteine, die unter anderem die Differenzierung von Zellen regulieren. Somit kann es den Abwehrzellen erleichtert werden, die kranken Zellen von den gesunden zu unterscheiden.

Als infektiöse organische Strukturen werden Viren durch verschiedene Übertragungswege verbreitet. Zwar können zahlreiche Viren außerhalb von Zellen überleben, vermehren können sie sich allerdings nur innerhalb davon. Hilfreich gegen die Ausbreitung von Viren im Körper ist ein starkes Immunsystem.

Eine Studie aus dem Jahr 2017 beschäftigte sich mit dem Einfluss von CBD auf das Immunsystem. Die beteiligten

Forscher fanden heraus, dass CBD regulierend auf Entzündungen und Autoimmunerkrankungen wirkt. In den Untersuchungen, die von Henry I.C. Lowes und seinem Team an der School of Medicine der Universität in Maryland durchgeführt wurden, konnte auch nachgewiesen werden, dass CBD eine antivirale Aktivität bei der Behandlung von Hepatitis C aufweist. Die Interaktion zwischen CBD und dem CB2-Rezeptor unseres ECS dürfte zu einer Aktivierung unseres Abwehrmechanismus führen, wodurch der Infektionsprozess von **Hepatitis C** verlangsamt wird (Verringerung der Replikation).

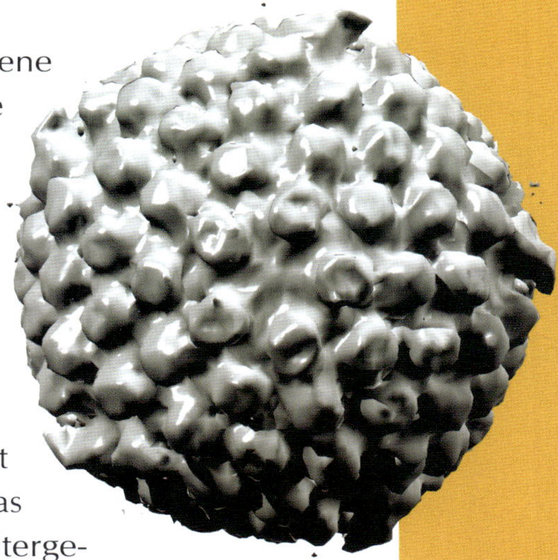

Herpesvirus

Eine der häufigsten Infektionen ist jene mit dem **Herpes-simplex-Virus**. Die wohl bekannteste Herpesinfektion ist Lippenherpes, darüber hinaus gibt es noch Genitalherpes und Gürtelrose. Rund 90 % aller Menschen sind mit dem Virus infiziert und tragen es meist bereits seit der Kindheit in sich. Übertragen wird das HSV-1 durch Speichelkontakt und Schmierinfektion, während das HSV-2 über Schleimhautkontakt weitergereicht wird. Wirklich geheilt werden kann die Krankheit nicht, lediglich Ausbrüchen und den Symptomen kann entgegengewirkt werden. Seit Beginn der 1980er Jahre wurden immer wieder Untersuchungen angestellt, ob der dem CBD verwandte Cannabisstoff THC eine Behandlung von Herpes wirksam unterstützen kann. Die Studien zeigten durchaus belegbare, teilweise beachtliche Erfolge. Dabei wurden in Laborversuchen die Wirkungsweisen von THC in Verbindung mit dem Herpes simplex labialis und dem Herpes simplex genitalis getestet. Die Versuche offenbarten, dass THC den Virus an der Vermehrung hindert. Berichten zufolge soll auch Cannabidiol lindernd bei Herpes wirken. Allgemein wirkt das natürliche Mittel ja entzündungshemmend und antiviral, was auch hier zum Erfolg führen kann. Am Menschen durfte damals nicht geforscht werden – nicht aus ethischen Gründen, sondern weil der Konsum von THC verboten war. Im Laufe der nächsten Jahrzehnte wurde der Zusammenhang einer Wachstumshemmung von Herpesviren nach THC-Gabe immer wieder untersucht. Studien aus den Jahren 1991 und 2004 kamen zu ähnlichen Ergebnissen wie jene aus dem Jahr 1980. Bis auf die psychoaktive Wirkung und das Fehlen einer möglichen Abhängigkeit kann man davon ausgehen, dass CBD ähnlich wie THC bei Herpesviren wirkt. Direkte Studien zum Einsatz von CBD bei Herpesviren liegen leider noch nicht vor, aber die Vorläuferstudien mit THC lassen hoffen. Immer häufiger werden CBD-Produkte inzwischen bei Herpesinfektionen äußerlich und innerlich mit gutem Erfolg eingesetzt.

Berichte aus der Erfahrungsmedizin und Fallberichte von Patientinnen schüren die Erwartung, dass CBD auch bei **Gebärmutterhalskrebs** erfolgreich eingesetzt werden kann. Patientinnen berichten über die langfristige Anwendung von CBD-Zäpfchen und CBD-Öltampons bei Vorstufen des Gebärmutterhalskrebses. Diese Vorstufen, die noch nicht Krebs an sich bedeuten, zeigen sich in veränderten Krebsabstrichen. Gebärmutterhalskrebs entsteht fast immer durch die Infektion mit den Humanen Papillomaviren (HPV). Über 200 verschiedene Virustypen sind bekannt. Die sogenannten Hochrisikotypen können Krebs auslösen. Auch Scheiden- und Vulvakrebs sowie Penis- und Analkarzinome könnten durch HP-Viren ausgelöst werden. Selbst Mund-, Hals- und Rachentumore sind bei oraler Übertragung möglich. HP-Viren induzieren auch Warzen an Haut und Schleimhäuten im Genitalbereich, im Mund oder am Kehlkopf. Forschungsergebnisse zeigten, dass Cannabidiol die Zellproliferation in allen Zelllinien bei unterschiedlichen Konzentrationen stoppen konnte. Die Forschungsdaten weisen darauf hin, dass Cannabidiolrohextrakte das Zellwachstum verhindern und in Zervixkarzinomzellen den Zelltod induzieren können.

Das **Corona-Virus SARS 2 COVID-19** hat im Jahr 2020 für viel Unruhe, vielleicht sogar Panik gesorgt. Immer wieder kamen dann auch Nachrichten über angebliche Wundermittel auf, die sich sogar einige Staatschefs medienwirksam zuführten. Auch CBD-Produkte wurden mitunter als Anticoronamittel angeführt. Wissenschaftlich untermauert ist das freilich nicht. Noch nicht. **CBD kann jedoch das Immunsystem stärken.** So wie Vitamine, ausreichend Schlaf, gesunde Ernährung, viel Bewegung an frischer Luft und vieles weitere mehr kann CBD ein Baustein sein, um den

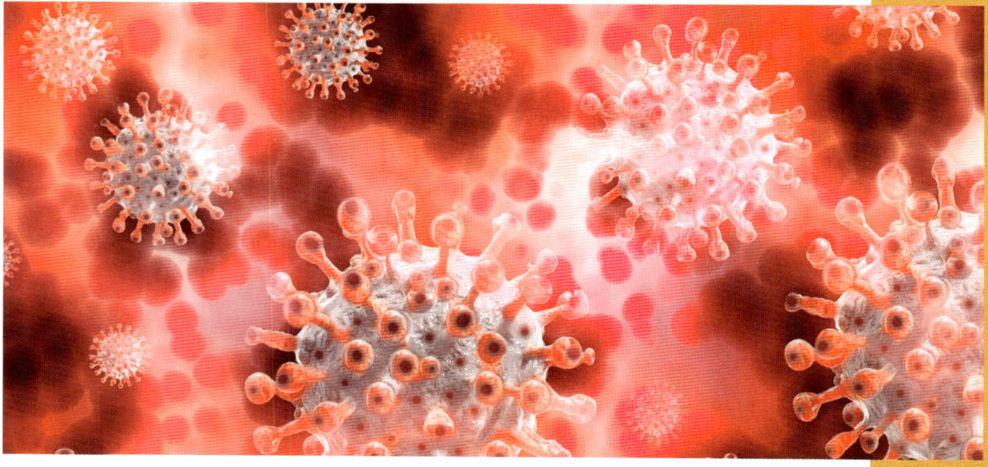

Körper bestmöglich auf einen Virenangriff vorzubereiten und dessen Folgen abzumildern. **CBD heilt keine Coronaviruspatienten, es trägt aber dazu bei, das Immunsystem zu stärken!** Damit es Viren schwerer haben, die Mauern der menschlichen Abwehrkräfte zu überwinden.

Kann Cannabidiol bei Krebs helfen?

Die Erkenntnisse zu diesem Thema stammen hauptsächlich aus Tierversuchen oder aus Untersuchungen, die an isolierten Tumorzellen vorgenommen wurden. Es verdichten sich demnach aber Hinweise darauf, dass sich unterschiedliche Beschwerden einer Krebserkrankung vielleicht auch mit CBD behandeln lassen und dass CBD-Produkte das Krebswachstum hemmen könnten (die bisher durchgeführten Untersuchungen zu dieser Frage befassten sich mit Gebärmutterhals-, Brust-, Prostata- und Leukämiekrebszellen). Weitere Untersuchungen werden derzeit bei Lungen-, Dickdarm- und Hautkrebs durchgeführt. Da die Studien aber nicht an Menschen durchgeführt wurden, ist deren Aussagekraft kritisch zu beurteilen. Dennoch konnten einige interessante Beobachtungen verzeichnet werden: Bei Versuchen mit Glioblastomzellen konnten sich CBD-Produkte als hilfreich erweisen. Bislang gibt es aber noch keine Empfehlung zu

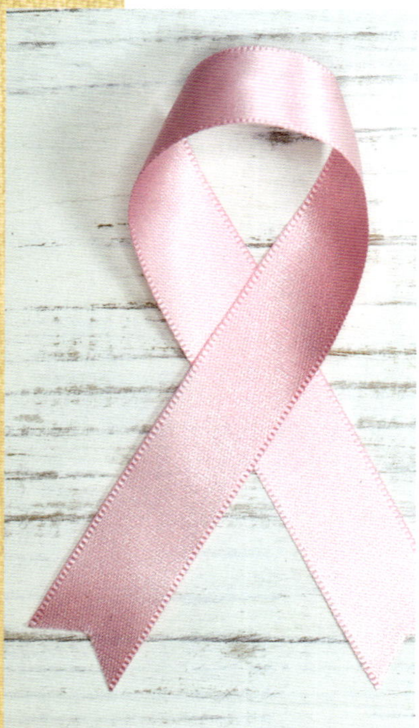

einer optimalen Dosierung der einzelnen Präparate, woran z.B. aktuell in Slowenien und Israel geforscht wird.

Die Verwendung von CBD könnte während einer **Chemotherapie** unangenehme **Nebenwirkungen wie Übelkeit und Erbrechen** reduzieren. Verschiedene Untersuchungen zeigten, dass eine Cannabinoidkombination, wie sie in der Hanfpflanze vorkommt, hier sehr wirkungsvoll sein kann. In Folge einer Strahlen- oder Chemotherapie kann es häufig zu **Schädigungen der Speiseröhren- und Mundschleimhaut** kommen, die wiederum zu schmerzhaften Entzündungen führen. Die aktuelle Studienlage zeigt, dass CBD-Produkte entzündungshemmende Eigenschaften besitzen und dadurch die Schmerzen einer Mundschleimhautentzündung lindern können.

Aufgrund seiner entzündungshemmenden Effekte könnte das CBD auch bei **Schmerzen, die durch eine Krebserkrankung verursacht werden**, eine wirksame Hilfe darstellen. Vor allem Krebspatienten, die unter Knochenschmerzen leiden, könnten von einer Behandlung profitieren.

Oftmals leiden Krebspatienten auch unter **Depressionen** – hier erweisen sich CBD-Produkte als sehr effektiv. Es wurde festgestellt, dass die Hanfpräparate in hohen Dosierungen in den Hirnstoffwechsel eingreifen und die Konzentration von Serotonin im Blut erhöhen. Diese Wirkweise führt zu einer merklichen Stimmungsaufhellung bei Krebspatienten. Die meisten Krebskrankheiten führen vielfach zu Ängsten. CBD kann **Ängste** unterdrücken und das Verdrängen oder Vergessen angsterzeugender und traumatischer Ereignisse begünstigen – mitunter bereits schon in niedriger Dosierung.

CBD-Produkte könnten ebenfalls **Nervenschäden**, die durch Chemotherapeutika ausgelöst werden, vorbeugen und die

Patienten dadurch vor bleibenden Beschwerden und Einschränkungen bewahren. Schäden an Nervenzellen könnten durch CBD-Produkte vermutlich vorgebeugt und durch die neuroprotektive Wirkung von CBD die Regeneration der Nervenenden angeregt werden. Gerade nach hochdosierter Chemotherapie treten sehr quälende Schmerzen an den Nervenenden der Finger und der Füße auf.

CBD besitzt eine appetitanregende Wirkung und könnte zukünftig gegen **Appetitlosigkeit bei Krebspatienten** einge-

setzt werden. Ein starker Gewichtsverlust führt häufig zu einer krebsbedingten Auszehrung und gehört zu den häufigsten Todesursachen bei Krebserkrankungen. Nach einer Chemotherapie treten fallweise fast unstillbare Durchfälle auf. Durch die entzündungshemmende, entkrampfende und die Darmbewegung modulierende Wirkung kann CBD hier sehr positiv unterstützen. Vor der Verwendung eines CBD-Produkts sollten die Vorteile und eventuelle Nebenwirkungen sorgsam abgewogen und eine Behandlung immer mit dem Arzt abgesprochen werden.

Aktuelle Forschungen befassen sich mit der Frage, ob CBD **Krebszellen erkennen** und ein Protein auf deren Oberfläche bilden kann. Dadurch soll es den körpereigenen Abwehrzellen im Immunsystem ermöglicht werden, an den Krebszellen anzudocken und sie zu zerstören. Einige Forscher sind der Ansicht, dass sich ein Tumorwachstum durch den Einsatz von CBD stoppen lässt. Wenn Krebszellen im Körper keine Blutgefäße mehr ausbilden können, wird deren Lebensader abgeschnitten und ihre weitere Verbreitung verhindert. Wissenschaftler der Università degli studi dell'Insubria in Busto Arsizio bei Varese entdeckten, dass Cannabis durch seine unterschiedlichen Mechanismen die Bildung neuer Blutgefäße in Tumoren hemmt. Daraus schlussfolgerten sie, dass es sich bei Cannabidiolen um eine wirksame Substanz für die Krebstherapie handeln könnte. Auch andere Wissenschaftler befassen sich mit der Erforschung der Wirkweise von CBD-Produkten. Bisher gelang es ausschließlich in Tierversuchen, den Nachweis zu erbringen, dass sich mit dem Wirkstoff das Wachstum von Krebsgeschwüren eindämmen lässt. Dies soll sogar noch im Spätstadium möglich sein. Offenbar bewirken die Cannabidiole eine Ausschaltung jener Gene, die für das Metastasenwachstum verantwortlich sind. Klinische Langzeitstudien mit Patienten wurden aber bislang noch nicht durchgeführt.

In den USA wird die mögliche Wirkung von CBD bei **Brustkrebs** bereits seit mehr als 30 Jahren untersucht. Wissenschaftler des California Pacific Medical Centers in San Francisco führten in diesem Zeitraum verschiedene Untersuchungen durch, bei denen sie den Einfluss von Cannabinoiden auf das Gen ID-1 untersuchten. Dieses Gen ist maßgeblich für den Ausbruch einer Krebserkrankung und für

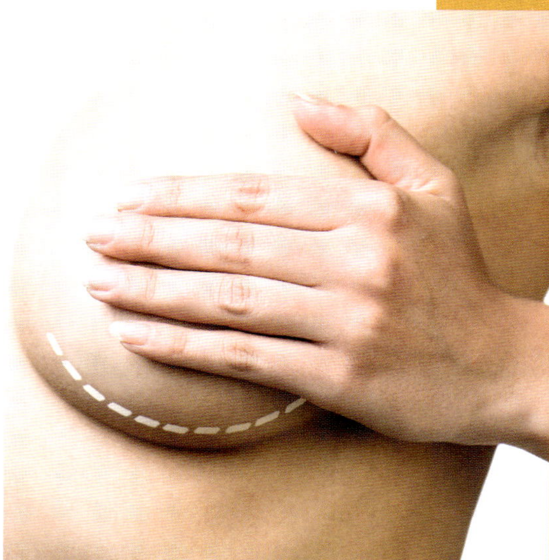

die Ausbreitung von Krebszellen verantwortlich. Die aktuellen Ergebnisse lassen vermuten, dass CBD das Wachstum der Metastasen bei aggressiven Krebsarten verringern oder ganz verhindern kann.

Cannabidiol hemmt laut einer Studie den Brustkrebs bereits bei der Teilung im Zellkern und hungert ihn an der „Wurzel" aus. Das gesunde umliegende Brustgewebe wird dabei nicht angegriffen. Besonders interessant: Das Gen ist auch in anderen Krebstypen hochaktiv. Damit ließe sich mit Cannabidiol eventuell auch die Ausbreitung von Hirn- und anderen Tumoren verhindern. In dieser Studie konnte gezeigt werden, dass Cannabidiol nicht nur das invasions- (das Eindringen von Krebszellen in umgebendes Gewebe) und metastasenfördernde Gen herabreguliert, sondern den Pro-Differenzierungsfaktor Id-2 hochreguliert.

Die Wissenschaftler haben es sich zum Ziel gesetzt, nun den endgültigen Nachweis zu erbringen, dass Krebszellen sich unter einer Behandlung mit Cannabinoiden wieder zurückbilden. CBD-Vollspektrumprodukte besitzen wichtige Inhaltsstoffe, die vom menschlichen Körper nicht selbst hergestellt werden können. Dazu zählen neben Vitaminen und Ballaststoffen sowie mehrfach ungesättigten Fettsäuren auch andere Cannabinoide, Flavonoide und Terpene. CBD-Öl, CBD-Zäpfchen oder CBD-Paste könnten zukünftig bei Krebserkrankungen verwendet werden. Die Substanz gilt bereits bei zahlreichen Gesundheitsproblemen als wirksamer und legaler Helfer.

Brustkrebs ist mit etwa 30 % die häufigste Krebserkrankung bei Frauen in allen Staaten der industrialisierten Welt. Seit den 1980er Jahren ist die Zahl der Fälle auf das Doppelte gestiegen. Die Zahl der Todesfälle sinkt jedoch seit einigen

Jahren – und dieses trotz steigender Neuerkrankungsrate. Das Mammakarzinom ist heute erfolgreicher behandelbar als früher – mit gezielteren und teilweise weniger belastenden Methoden. Immer mehr Frauen, die an Brustkrebs erkranken, sterben also nicht daran. Die Heilungsrate ist in den letzten zehn Jahren durch eine verbesserte Früherkennung, neue Therapiekonzepte (operativ, chemotherapeutisch, strahlentherapeutisch und medikamentös) und die interdisziplinäre Betreuung in den zertifizierten Zentren gestiegen.

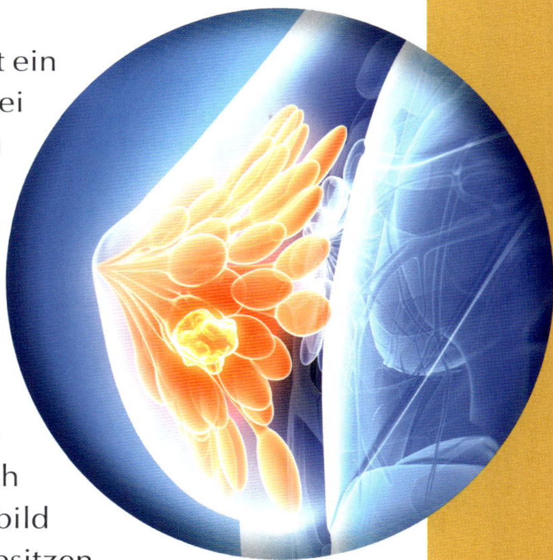

Die Entstehung von Brustkrebs ist ein multifaktorielles Geschehen, bei dem sowohl genetische als auch externe Faktoren wie Rauchen oder die Arbeit mit karzinogenen Stoffen eine Rolle spielen. Die bei Brustkrebs bekannten Risikogene **BRCA1** und **BRCA2** (Breast Cancer Gene 1 und 2) sind Gene, die jede Frau und jeder Mann von Geburt an in sich trägt. Die Proteine, die nach Vorbild der Gene gebildet werden, besitzen eine wichtige Funktion bei der Reparatur von Zellschäden. Sie sind daran beteiligt, die Entstehung von Krebs zu verhindern. Eine angeborene krankheitsassoziierte Veränderung, auch **Mutation** genannt, in einem dieser beiden Gene beeinträchtigt die Reparaturfunktion der Proteine. Dies führt zu einer starken Risikoerhöhung, an Brust- und Eierstockkrebs zu erkranken. In einem großen internationalen Verbund haben Wissenschaftler nun **genomweite** Assoziationsstudien mit einer Abschätzung der Genaktivität kombiniert. So konnten sie 48 Gene identifizieren, deren Aktivität mit Brustkrebsrisiko assoziiert ist. Die Funktionsuntersuchung dieser Gene kann weiteren Aufschluss geben über die Tumorbiologie von Brustkrebs und so möglicherweise Wege für neue Therapien aufzeigen. Das Wachstum der Tumore wird maßgeblich von **Östrogenen** beeinflusst. Es bilden sich Metastasen und damit sinkt die Überlebenswahrscheinlichkeit.

Schon im Jahr 2011 wurde nachgewiesen, dass Cannabidiol eine zentrale Rolle bei der Einleitung der CBD-vermittelten **Apoptose** (programmierter Zelltod) und **Autophagie** (Prozess in Zellen, mit dem sie eigene Bestandteile abbauen und verwerten) spielt. Der genaue molekulare Mechanismus, durch den Cannabidol diese Aktivität auslöst, konnte damals noch nicht geklärt werden. Allerdings zeigten die Brustkrebszellen unter dem Elektronenmikroskop genau diese Charakteristika von Apoptose und Autophagie.

In einer Studie aus dem Jahr 2015 wurde ebenfalls die Wirkung von Cannabidiol auf die Tumorumgebung bei aggressiven Brustkrebszelllinien untersucht. Der **epidermale Wachstumsfaktor** (epidermal growth factor, EGF) der die Zellteilung leitet, wird durch Cannabidiol gehemmt. Die Analyse der molekularen Mechanismen ergab, dass Cannabidiol die Einbeziehung tumorassoziierter **Makrophagen** (Fresszellen) im primären Brustkrebsgewebe deutlich hebt.

Das **Prostatakarzinom** ist die bösartige Neubildung des Prostatadrüsengewebes beim Mann. Es entsteht meist in der äußeren Region der Drüse, sodass es bei der Untersuchung durch den Arzt mit dem Finger vom Enddarm her leicht getastet werden kann. Tumorverdächtig sind dabei verhärtete Knoten. Im Frühstadium kann der Tastbefund jedoch völlig unauffällig sein und Beschwerden treten nicht auf, sodass der Vorsorgeuntersuchung große Bedeutung zukommt. Entscheidend für eine Heilung ist die frühzeitige Erkennung des Prostatakarzinoms.

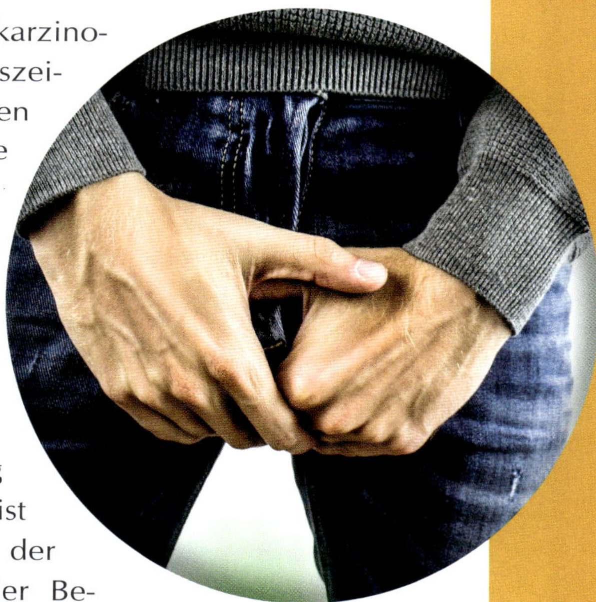

Ein großer Teil der Prostatakarzinome verläuft ohne Krankheitszeichen. Als Therapieoptionen gibt es die Operation, die Strahlentherapie und die Hormontherapie. Sie haben in bestimmten Stadien der Erkrankung ihre Berechtigung. Die Heilungsaussichten sind im frühen Stadium der Erkrankung gut. Die Bestimmung des **PSA-Wertes** im Blut ist von großer Bedeutung bei der weiteren Überwachung der Behandlung. Wenn der Krebs über die Kapsel hinaus wächst, kommt es zur **Metastasenbildung**. Das Prostatakarzinom unterliegt einer hormonellen Steuerung durch männliche Geschlechtshormone und ist durch einen Entzug dieser Hormone zu beeinflussen.

Der PSA-Wert sollte nach der Entfernung der tumorbefallenen Prostata auf oder gegen null abfallen. Ganz besonders schmerzhaft ist das Auftreten von Knochenmetastasen. Eine antihormonelle Behandlung und die Entfernung der Hoden führen zum Ausschalten des männlichen Hormons **Testosteron** und zur **Impotenz**. Zahlreiche aktuelle präklinische Studien widmen sich der Untersuchung von Cannabidiol für eine mögliche therapeutische Anwendung beim Prostatakarzinom. In einer Ausgabe des British Journal of Pharmacology präsentieren **Luciano De Petrocellis** und seine Kollegen umfassende Belege dafür, dass pflanzliche Cannabinoide, insbesondere **Cannabidiol, die Lebensfähigkeit von Prostatakarzinomzellen stark behindern können**.

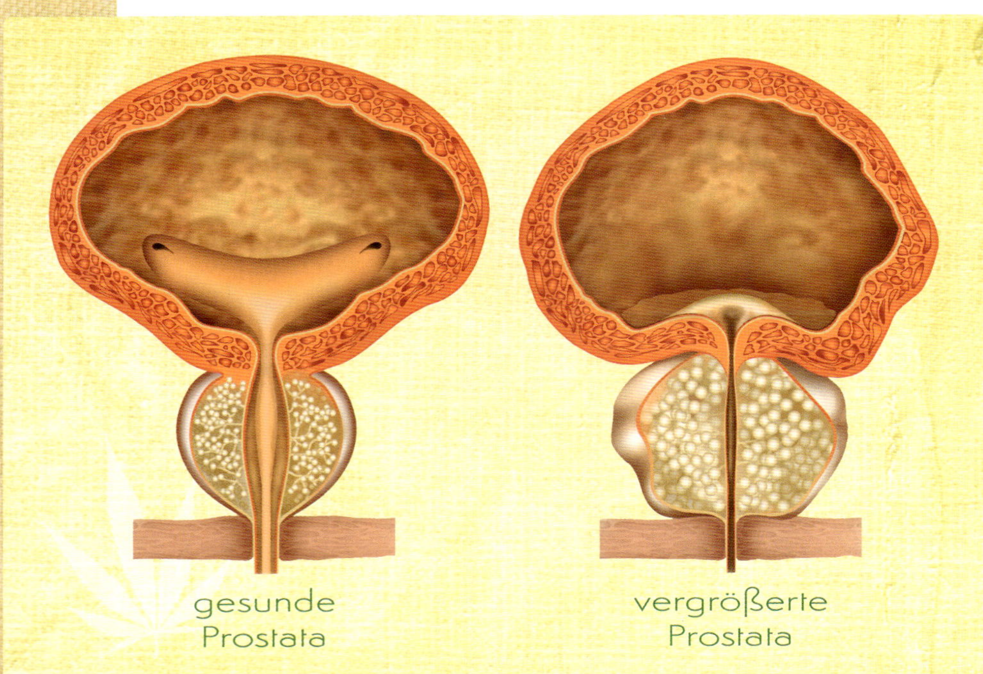

Cannabidiol zeigt sich allein angewendet ebenso aktiv wie gemeinsam mit Medikamenten, die zur Behandlung von Prostatakrebs eingesetzt werden. Die Forscher untersuchten die potentiellen Mechanismen hinter diesen tumorhemmenden (antineoplastischen) Eigenschaften. Es stellte sich heraus, dass Cannabidiol eine zelltodfördernde Wirkung zu haben scheint. In einer weiteren Studie wurde untersucht, wovon der CBD-induzierte Zelltod beim Prostatakarzinom abhängig ist. Die krebsbekämpfende Aktivität von Cannabidiol, die zum Zelltod führt, ist phosphatasevermittelt. Diese Studie trägt zum Verständnis des Signalweges von CBD-vermitteltem Zelltod in Prostatakrebszellen bei. Die vielversprechenden Eigenschaften von Cannabidiol bei der Behandlung von Krebserkrankungen, wie dem Prostatakarzinom, sind der Anlass eines Gutachtens geworden, welches im Jahr 2016 in der bekannten Fachzeitschrift *Expert Opinion Investigational Drugs* erschienen ist. **Cannabidiol wurde darin nicht nur als Palliativmittel, sondern als Antitumormittel ausgewiesen.**

Unter dem **Glioblastom** versteht die Medizin eine bestimmte Wucherung aus bestimmten Zellen des Stützgewebes (Glia) im Gehirn. Das Glioblastom geht von der weißen Substanz aus. Seine mit Abstand häufigste Lokalisation ist das Großhirn, wo es in allen Hirnlappen entstehen kann, aber den Frontal- und den Temporallappen bevorzugt. Im Bereich von Kleinhirn, Hirnstamm und Rückenmark sind Glioblastome selten. Das Wachstum von Glioblastomen ist diffus infiltrierend.

Das Glioblastom ist eine der häufigsten Krebserkrankungen bei Kindern, meist sind davon Kleinkinder betroffen. Bis zum Schulalter nimmt die Häufigkeit entsprechend ab. Etwa 40 % der Glioblastomtumoren werden als hochgradig risikobehaftet eingestuft. Derzeit geht die Wissenschaft davon aus, dass die Entartung dieser neuroembryonalen Zellen bereits im Mutterleib beginnt und möglicherweise eine Folge von nicht näher definierten Chromosomen- oder Genveränderungen ist. Das Glioblastom löst oftmals Symptome wie einen erhöhten Hirndruck oder Krampfanfälle (epileptische

Anfälle) aus. Erhöht sich der Hirndruck, kann dies Übelkeit, Erbrechen und Schwindel verursachen. Der Verlauf der Erkrankung hängt vom jeweiligen Grad des Tumors ab. Ohne eine Behandlung führt das Glioblastom innerhalb weniger Monate zum Tod. Und selbst mit einer Behandlung führt dieser aggressive Krebs im Durchschnitt in etwa 15 Monaten häufig zum Tod.

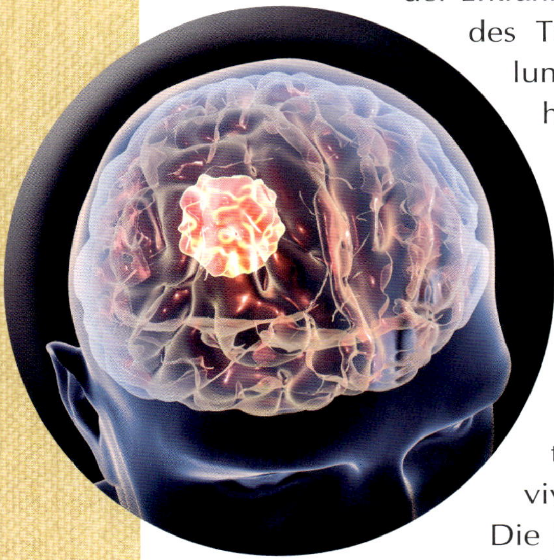

Eine Forschergruppe beleuchtete die Effekte von CBD bei der Behandlung des Glioblastoms sowohl im Labor als auch in vivo – also an menschlichen Zellen. Die Notwendigkeit neuer und weniger „giftiger“ therapeutischer Strategien zur Behandlung des Glioblastoms ist angesichts der Nebenwirkungen der bisherigen Therapien dringend notwendig. In der Studie wurden menschliche Zelllinien aus dem Tumorgewebe verwendet. Es zeigte sich, dass CBD das Krebszellwachstum hemmt, den Krebszelltod fördert und die Entstehung neuer Krebszellen eindämmt. Das führt in der Praxis zu einer Mangelversorgung des Tumorgewebes und in Folge dessen zu einer Verkleinerung des Tumors; er hungert quasi aus. Die Verwendung von CBD entweder als Einzelwirkstoff oder in Kombination mit bestehenden Medikamenten und Chemotherapeutika bietet eine neue Möglichkeit in der Therapie des Glioblastoms. Eine Kombinationstherapie könnte die gegen den Tumor gerichteten Wirkungen anderer Behandlungen verbessern und eine Verringerung der Chemotherapiedosis ermöglichen, wodurch die „Giftigkeit", Langzeitfolgen sowie Nebenwirkungen minimiert werden könnten.

Es werden sicher weitere Studien benötigt, um diesen Ansatz zu vertiefen. Die bisherigen Ergebnisse sind allerdings äußerst vielversprechend und von hoher Bedeutung, denn sie zeigen auch, dass **Cannabinoide eine andere Wirksamkeit auf den Glioblastomverlauf besitzen als Krebsmedikamente**. So könnte die zusätzliche Gabe von CBD mit hoher Wahrscheinlichkeit das Ergebnis der Standardtherapien verbessern.

CBD-Produkte können eine schulmedizinische Krebstherapie natürlich nicht ersetzen. Es scheint jedoch möglich, dass Schmerzen und Nebenwirkungen klassischer Krebsbehandlungen mithilfe von CBD-Produkten reduziert werden können. Die Ergebnisse lassen sich jedoch nicht verallgemeinern. Konkrete Aussagen durch klinische Studien gibt es bislang nur wenige. Dennoch ist es wahrscheinlich, dass

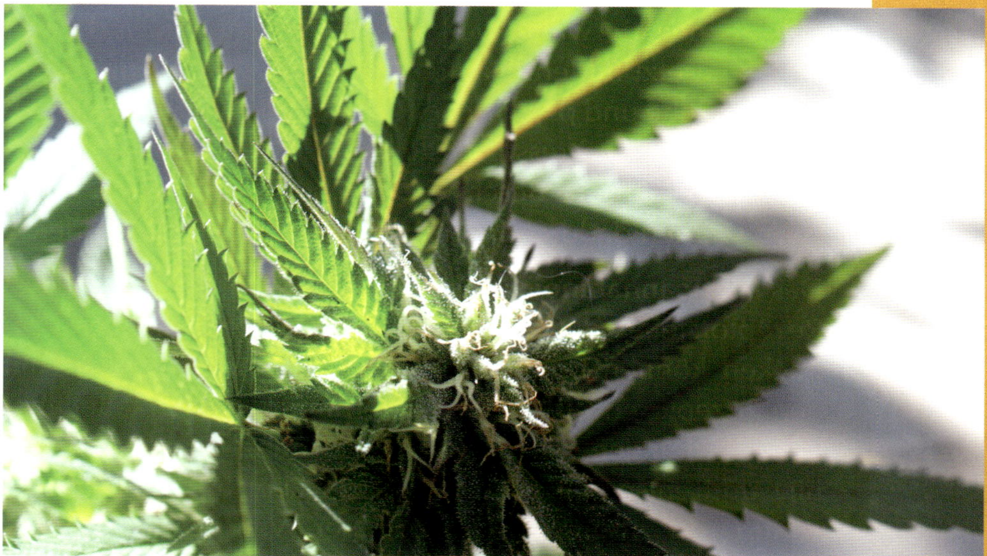

Krebspatienten zukünftig mit CBD behandelt werden könnten. Der zusätzliche Einsatz von Cannabinoiden könnte Beschwerden und unangenehme Nebenwirkungen, unter denen Krebspatienten häufig leiden, verringern und deren Lebensqualität deutlich erhöhen.

Cannabidiol und psychische Erkrankungen

Unser System aus Psyche und Körper verfügt über die Möglichkeit, systemregulierende Stoffe auszuschütten. Diese begrenzen Reaktionen und vor allem auch die Wahrnehmung von Reizreaktionen. Andernfalls würden sich bestimmte Reaktionen stetig aufschaukeln und unsere Gesundheit gefährden. Bei Stress und Angst etwa werden Hormone wie Cortisol ausgeschüttet, die unseren Organismus stark belasten können. Psychisch nehmen wir solche Zustände ebenfalls als negativ wahr, weil wir uns anspannen und unter Druck gesetzt fühlen. Häufig gehen hier sich wiederholende physische und psychische Reaktionen auf Reize in einen Teufelskreis aus Stress, Ängsten und Erschöpfungsdepressionen über. Unsere Beschwerden und unangenehmen Gefühle werden dadurch immer intensiver und belastender.

Das **Endocannabinoidsystem (ECS)** (siehe Seite 62 ff.) weist Rezeptorstellen auf, an denen regulierende Signalstoffe andocken können.Tetrahydrocannabinol kann sich dort mit den Rezeptoren CB1 und CB2 verbinden und entfaltet ähnliche Wirkungen wie körpereigene Cannabinoide: Es beruhigt und entspannt etwa, berauscht aber auch. Es kommt dadurch in unserer Psyche zu einer Wahrnehmungsände-

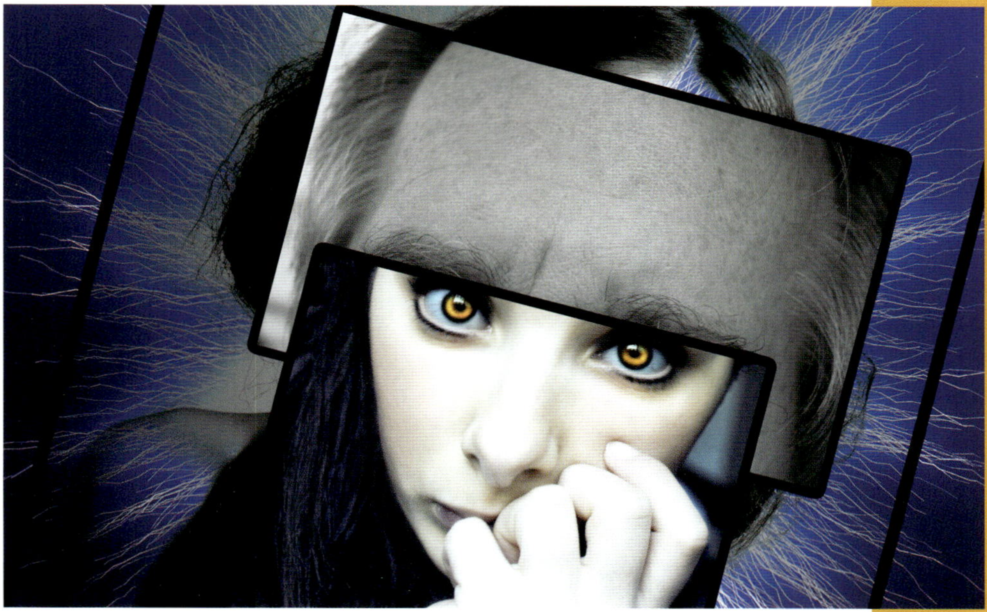

rung. Körpereigene und von außen eindringende Cannabinoide können deshalb länger eine Wirkung entfalten, was sich in einem gesteigerten Wohlbefinden bemerkbar machen kann.

CBD kann die regulierende Wirkung von endogenen Cannabinoiden fördern. Dadurch entfaltet es vor allem dämpfende Wirkungen auf klassische Anspannungs- und Stressreaktionen. Forscher untersuchen derzeit, ob sich dadurch verselbstständigte Regelkreise sogar erholen und verfestigte Routinen aufgebrochen werden können.

Die derzeit zur Behandlung von chronischen Beschwerden eingesetzten Medikamente weisen leider viele Nebenwirkungen auf. Sie können mitunter abhängig machen oder ihre Wirkung lässt mit der Zeit nach. Schmerzmittel schädigen häufig den Magen und Antidepressiva haben heftige

Nebenwirkungen wie den Verlust der Libido. Im Gegensatz dazu sind zurzeit bei der Nutzung von z.B. CBD-Öl keine gravierenden Nebenwirkungen bekannt. Es macht nach derzeitigem Kenntnisstand nicht abhängig, schädigt keine Organsysteme und erzeugt keinen Rausch. Es wird auch nicht über Dosisanpassungen berichtet, selbst wenn die Produkte längere Zeit angewendet wurden.

Viele CBD-Produkte werden im Zusammenhang mit psychischen Erkrankungen eingenommen. Patienten suchen hier Hilfe gegen Schmerzen und Schlafstörungen, aber auch gegen depressive Verstimmungen und Stress. Viele berichten dann auch über ein anhaltendes, gesteigertes Wohlbefinden. Es gibt zudem Hinweise darauf, dass Produkte mit Cannabidiolen auch negative Wahrnehmungen und Erinnerungen auslöschen können. Das spielt etwa beim Schmerzgedächtnis eine Rolle.

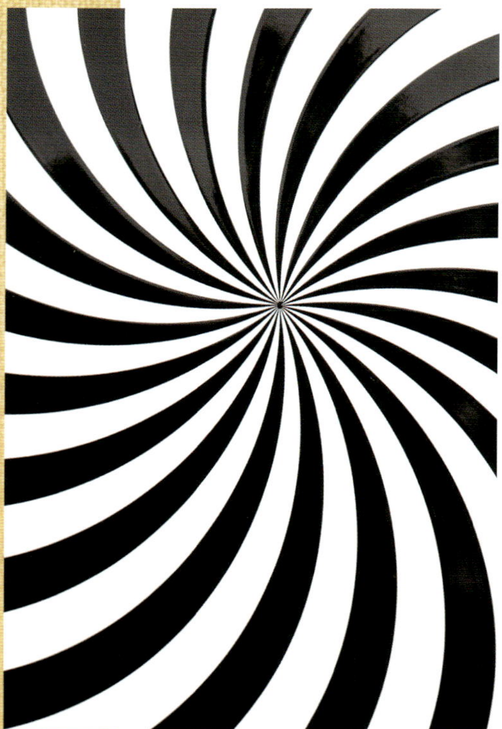

Unsere Welt scheint sich schneller zu drehen als früher. Alles wird hektischer, oft läuft uns die Zeit davon – im Beruf wie im Privaten. Klare Diagnose: Wir stehen unter **Stress**.

Wir bewerten über unsere Sinnesorgane unsere Umwelt. Wird sie als bedrohlich wahrgenommen, führt diese Wahrnehmung zu einer physiologischen Reaktion des Körpers. Stress ist deswegen wichtig für unser Überleben. Er versetzt unseren Körper in einen Zustand erhöhter Leistungsfähigkeit und ermöglicht ihm Flucht- oder auch Angriffsreaktionen. Damit kann er auf besondere Situationen schnell und angemessen reagieren. Stress mobilisiert Energiereserven und kurbelt den Stoffwechsel an. Kurzfristig kann Stress also durchaus zu positiven Effekten führen, zum Beispiel beim Sport oder in Prüfungssituationen. Stress ist die unmittelbare körpereigene Reaktion auf Belastungen.

Nimmt der Stress aber überhand und bleibt langfristig bestehen, kann er auch schädlich wirken. Stress kann Psyche und Körper überfordern, sogar krank machen.

Die Faktoren, die zu Stress führen, werden Stressoren genannt. Sie können physiologischer oder psychologischer Natur sein. Kälte, Hitze, Lärm, Schlaflosigkeit oder Hunger sind physiologische Stressoren für den Körper. Psychologische Stressoren sind vor allem Phänomene der Überforderung – wenn man glaubt, den Dingen des Alltags nicht mehr gewachsen zu sein.

Doch Stress ist nicht gleich Stress, man unterscheidet positiven und negativen Stress, die als Eustress bzw. Distress bezeichnet werden. Ob ein Mensch etwas als Eustress oder Distress empfindet, ist sehr individuell und hängt von seiner Psyche ab.

Unser Umgang mit Distress ist das eigentliche Problem. Hält er zu lange an, schadet er dem Körper. Oft verschärfen wir die Situation noch, indem wir den Körper zusätzlich durch Gifte wie Alkohol, Drogen oder Nikotin schwächen. Sie sind als Entspannungsfaktoren völlig ungeeignet, Verleugnung oder Verdrängung löst keine Probleme. Gefahr für Leib und Seele entsteht, wenn zwischen Stressphasen nicht mehr genügend Entspannungs- und Erholungsphasen für den Körper vorhanden sind. Dauerstress hat viele negative Folgen für die Gesundheit.

Über sehr lange Zeit hilft uns das ECS, den Dauerstress zu regulieren. Unbehandelter Dauerstress führt aber letztlich dazu, dass unsere körpereigenen Cannabinoide in immer geringerer Zahl zur Verfügung stehen. Es entsteht ein eklatanter Mangel! **Ethan Russo** glaubt, dass mangelhafte Cannabinoidspiegel die zugrundeliegende Ursache von zahlreichen Krankheiten sein können. Hier setzt der positive Einfluss von außen zugeführter pflanzlicher Cannabinoide an. Im Speziellen hilft Cannabidiol dabei, unser körperliches und seelisches Gleichgewicht aufrecht zu erhalten, bevor wir krank werden. Im Falle einer Erkrankung kann es unsere Genesung dann positiv unterstützen.

Ein Drittel unseres Lebens verbringen wir schlafend. Das lässt vermuten, dass Schlaf ebenso wichtig ist für uns Menschen wie Essen, Trinken, Sicherheit und Zuwendung. Und auch, dass Schlafen von zentraler Bedeutung für Entspannung und Erholung ist, damit unsere Körperfunktionen dauerhaft erhalten bleiben. So werden im Schlaf etwa das Immunsystem aktiviert, Stoffwechselprodukte und schadhafte Zellen abgebaut, Giftstoffe ausgeleitet und Muskeln regeneriert. Darüber hinaus heilen Wunden, Haut und Haare wachsen nach, das Gehirn verarbeitet die Tageserlebnisse, unser Gedächtnis wird erweitert und unsere Psyche erholt sich. Allerdings leiden immer mehr Menschen heute unter **Schlafstörungen**.

Durch die Anwendung von CBD kann sich die Schlafqualität erheblich verbessern.

Tipp für einen gesunden Schlaftee

Geben Sie CBD-Tee in eine Tasse und fügen Sie sprudelnd kochendes Wasser hinzu. Geben Sie noch etwas Milch oder Butter hinzu. CBD ist fettlöslich! Den Tee dann 15 Minuten ziehen lassen und anschließend trinken. Wer besondere Geschmacksnoten bevorzugt, kann auch einmal einen Teelöffel Mandel- oder Walnussöl zufügen.

Durchschlafstörungen und vorzeitiges Erwachen werden positiv beeinflusst. Auch Schwitzen, Muskelzuckungen und Herzstechen, also psychosomatische Aspekte des Schlafes, nehmen ab. Sie wachen erfrischter und mit mehr Energie für den Tag auf.

Die beruhigenden, entspannenden und angstlösenden Eigenschaften von CBD sind der Grund, warum viele Menschen mit Schlafproblemen gerne diese rein natürliche Substanz zur Schlafförderung und Schlafverbesserung anwenden,weil CBD eine deutlich bessere Verträglichkeit als herkömmliche Schlafmittel besitzt, in verschiedenen Formen erhältlich ist, z.B. als Tee oder Öl, und zu keiner Abhängigkeit führt.

Ein häufiger Einsatzbereich von Cannabidiol (CBD) ist die **Linderung von Ängsten**. Die Cannabidiolprodukte sollen neben vielen anderen positiven Auswirkungen wie den schmerz- oder entzündungshemmenden Eigenschaften nämlich auch eine angstlösende Wirkung besitzen.

Angststörungen treten in unserer Gesellschaft häufig auf. Frauen sind etwa doppelt so häufig betroffen wie Männer.

Die Angst kann sich auf unterschiedliche Ereignisse, Gegenstände, Tiere oder Menschen beziehen. Als Behandlungsmöglichkeiten kommen unterschiedliche Therapieverfahren zum Einsatz, nicht selten auch Medikamente. Psychopharmaka spielen dabei eine besondere Rolle. Diese weisen aber oft schwere Nebenwirkungen auf. Als Alternativen werden daher auch verschiedene pflanzliche Arzneimittel wie Passionsblume oder Baldrian angeboten. Manche Betroffene schwören auf Cannabidiol, um eine angstlösende Wirkung zu erreichen. Doch funktioniert das wirklich?

Leider gibt es auch in diesem Fall bislang nur wenige Studien. Die meisten Angstpatienten, die CBD ausprobieren, sind durch eine Empfehlung auf den Wirkstoff aufmerksam geworden. Im Internet finden sich zum Beispiel zahlreiche aussagekräftige Erfahrungsberichte zu dem Thema. Zudem gibt es einige interessante Studien, die nicht unerwähnt bleiben sollten.

Angst ist eigentlich ein völlig normales Gefühl, das nahezu alle Menschen in ihrem Leben kennenlernen. Sie dient dazu, dass wir uns aus gefährlichen Situationen befreien oder gar nicht erst hineingeraten. Manche Menschen sind jedoch ängstlicher als andere. Doch das allein macht noch keine Angststörung aus. Erst wenn die Angst einen Menschen so sehr lähmt, dass sein Leben beeinträchtigt ist, sprechen wir von einer behandlungsbedürftigen Angststörung. Angst entsteht durch die Wirkung von bestimmten Neurotransmittern, die im Gehirn produziert und ausgestoßen werden. Die Neurotransmitter werden über das Blut im Körper verteilt und führen dazu, dass wir Angst empfinden. Und hier setzt CBD an: Der Ausstoß von Angstneurotransmittern lässt sich durch CBD offenbar hemmen. Dadurch befindet sich im Blut eine geringere Konzentration, sodass wir weniger Angst empfinden. Hinzu kommt die beruhigende Wirkung von Cannabidiol. Wer CBD einnimmt, fühlt sich also deutlich entspannter in Situationen, die sonst Angst auslösen würden. In jeder Cannabissorte sind THC und CBD enthalten. Während THC eher als Angstauslöser gilt, wirkt CBD entspannend und beruhigend. Daher sollten Anwender darauf achten, keine Sorten mit besonders hohem THC-Gehalt zu verwenden. Wer mit Cannabis Ängste lindern möchte, sollte Produkte auf CBD-Basis verwenden. Sie stehen zum Beispiel in Form von Öl oder als Zäpfchen zur Verfügung.

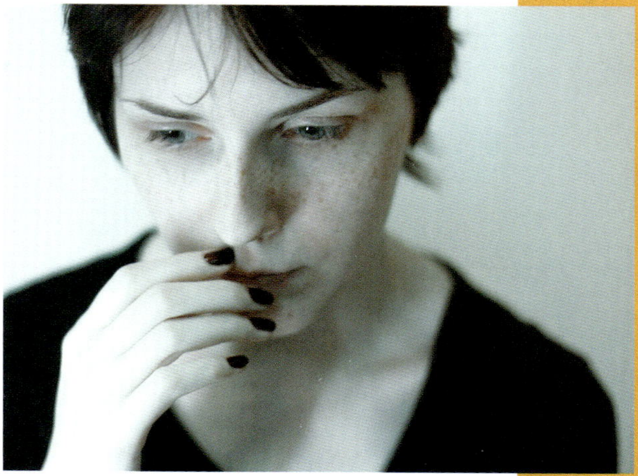

Laut bisherigen Studien ist CBD weitgehend frei von Nebenwirkungen und ungefährlich. Doch haben diese Studien CBD noch nicht ausreichend beforscht. Es gibt einige widersprüchliche Ergebnisse und gewisse Bereiche sind noch gar nicht untersucht worden. Sicher ist, dass es zu gewissen Wechselwirkungen mit anderen Medikamenten kommen kann. Zu diesen Medikamenten können auch Psychopharmaka zählen. Deshalb sollten sich Patienten, die bereits regelmäßig Medikamente einnehmen, vor der Einnahme von CBD von ihrem behandelnden Arzt beraten lassen. Aufgrund der noch immer schlechten Forschungslage und gewissen Wirkungen auf Placentaenzyme wird Schwangeren und Stillenden grundsätzlich von der Einnahme von CBD abgeraten. Zwar legen bisher nur wenige Studien ansatzweise die angstlösende Wirkung von CBD nahe, doch es lässt sich aufgrund von Erfahrungsberichten bereits sagen, dass es sie gibt. Betroffene sollten jedoch nicht auf eigene Faust eine Behandlung mit CBD ausprobieren.

Um Ängste langfristig zu überwinden, ist eine Therapie manchmal unumgänglich. In Kombination mit einer Verhaltens- oder Gesprächstherapie lassen sich die störenden Auswirkungen häufig deutlich schneller und nachhaltiger besiegen. Wer dennoch auf CBD als Wirkstoff gegen Angst setzt, profitiert von einem weitgehend nebenwirkungsfreien Produkt. Es sollten jedoch die oben genannten Hinweise jedenfalls beachtet werden.

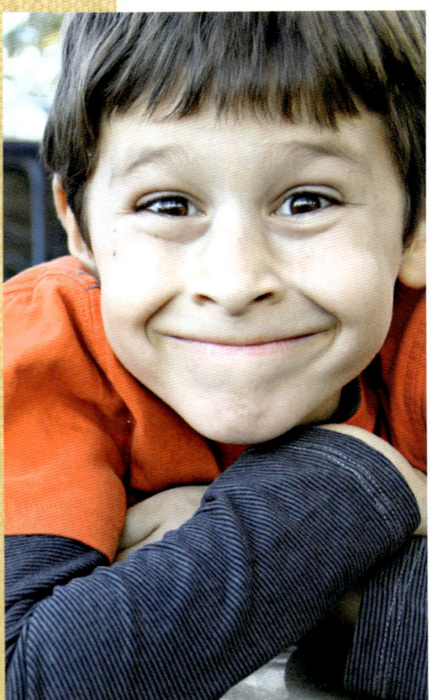

Die Abkürzungen **ADHS** und **ADS** stehen für zwei neurobiologische Störungen, die vor allem bei Kindern und Jugendlichen immer mehr in den Fokus öffentlicher Aufmerksamkeit rücken. Allerdings setzen sich viele der Symptome bei Betroffenen auch im Erwachsenenalter fort.

Die Begriffe stehen für Aufmerksamkeitsdefizitstörungen mit und ohne Hyperaktivität.

In der medikamentösen Behandlung kommt sehr häufig das Arzneimittel Ritalin zur Anwendung. Dieses Stimulans gehört zur Amphetamingruppe. Seine Wirkung entsteht, weil das Medikament die Konzentration von

Dopamin im Gehirn erhöht. Dopamin nimmt eine Schlüsselrolle ein, wenn es um Konzentration, Antrieb und Bewegungssteuerung des Menschen geht. Bei vielen ADHS-Patienten kann Ritalin insbesondere die Unaufmerksamkeit sowie Ruhelosigkeit dämpfen. Allerdings besteht meistens die Gefahr schwerer Nebenwirkungen und einer rasch einsetzenden schweren Abhängigkeit. Daher wäre eine Alternative sehr hilfreich.

Viele erwachsene Anwender machen bei ADHS und ADS gute Erfahrungen mit CBD. Eine mögliche Erklärung dafür liegt vielleicht in dessen biochemischer Struktur verborgen.

Offensichtlich weisen verschiedene Botenstoffe im Gehirn des Menschen ihrer Struktur nach eine gewisse Ähnlichkeit mit CBD und anderen Cannabinoiden auf. Die **Botenstoffe im Gehirn** wie CBD verbinden sich im Endocannabinoidsystem mit Rezeptorstellen, über die Signale an Nerven weitergeleitet werden. Möglicherweise kann CBD bestehende Ungleichgewichte, wie sie bei Aufmerksamkeitsdefizitstörungen im Gehirn auftreten, ausgleichen. Bisher konnte diese Vermutung aber noch nicht wissenschaftlich belegt werden. Insbesondere die Anwendung von CBD-Öl beruht zurzeit auf Erfahrungsberichten von Anwendern. Die Studienlage ist bisher noch sehr dürftig, wobei einzelne Fallberichte zum Einsatz von medizinischem CBD aber durchwegs positive Effekte bei ADHS und ADS erwarten lassen. Vor allem konnte eine Verbesserung der Gesamtsymptomatik bei schweren Aufmerksamkeitsdefizitstörungen festgestellt werden. Dabei kam allerdings medizinisches CBD zum Einsatz. Auch in Tiermodellen konnten teilweise Mechanismen identifiziert werden, die eine mögliche Wirkung von CBD aufzeigen.

Auch gegen **Depressionen** werden häufig Medikamente verschrieben. Diese sogenannten Antidepressiva können jedoch zahlreiche Nebenwirkungen wie Verdauungsbeschwerden, Gewichtszunahme, Schläfrigkeit oder sexuelle Probleme hervorrufen. Etwa die Hälfte aller Patienten hat in den ersten vier bis sechs Wochen nach Einnahme von Antidepressiva zumindest mit geringen Nebenwirkungen zu kämpfen. Auch hier könnte CBD eine Alternative darstellen.

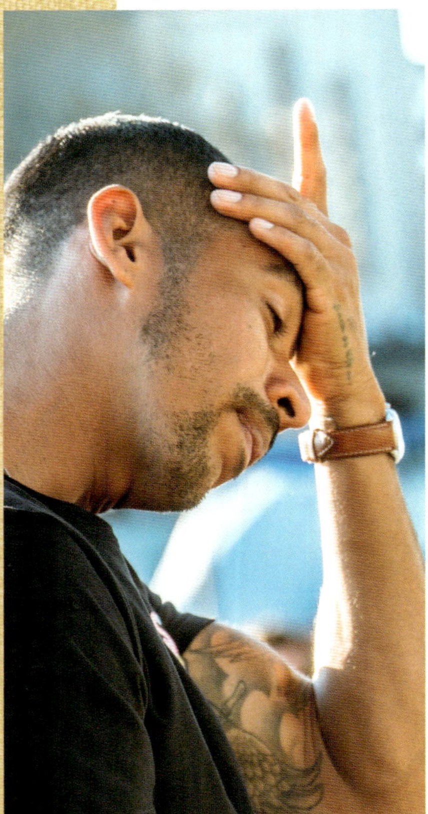

Depressive Phasen werden häufig durch belastende Ereignisse hervorgerufen. Verlust durch den Tod eines Angehörigen oder Freundes, Trennung sowie Stress und Überforderung können demnach depressive Episoden anstoßen. Bei einigen Menschen reichen bereits geringe Belastungen oder Druck von außen aus, um die Symptome wie Niedergeschlagenheit, Motivationslosigkeit oder das Gefühl von innerer Leere zu erzeugen. Forscher haben herausgefunden, dass Serotonin bei Depressionen eine entscheidende Rolle spielt. Lange Zeit wurde vermutet, dass ausschließlich ein Serotoninmangel die schwerwiegenden Symptome auslösen kann. Es existieren aber Hinweise darauf, dass auch eine genetische Veranlagung, die eine Variante des Serotonintransportes betrifft, die Entwicklung von Depressionen begünstigen kann. Bei einem Serotonintransporter handelt es sich um ein Transportmolekül, welches die Aufgabe hat, ausgeschüttetes Serotonin wieder in die Nervenzelle zurückzubefördern.

Cannabidiol bindet sich an die Serotoninrezeptoren und wirkt dort auf verschiedene Weise auf jene Rezeptoren reduzierend ein, die für depressive Zustände verantwortlich sind, wie etwa die Rezeptoren 5HT1A, 5HT2A und 5H3TA. Cannabidiol verändert zudem die Struktur des Kanals so, dass die Rezeptoren weniger geneigt sind, an den Neurotransmitter Serotonin zu binden. Außerdem kann Cannabidiol beim Serotoninsystem auch den Stoffwechsel seines nativen Neurotransmitters regulieren.

Ein weiteres vielversprechendes Anwendungsgebiet für Cannabidiol ist die **Behandlung von Epilepsie**, eine Gehirnstörung, die Anfälle verursacht. Liegt eine Epilepsie bestätigt vor, wird in der Regel mit einer medikamentösen Therapie begonnen, deren Ziel es ist, das Auftreten weiterer epileptischer Anfälle zu verhindern. Damit das gelingt, müssen die Medikamente regelmäßig über einen sehr langen Zeitraum eingenommen werden.

Cannabidiol, kann bei der Behandlung von Epilepsie und anderen Erkrankungen, die Anfälle verursachen, verordnete Therapien unterstützen. Kinder können in besonderer Weise von der Behandlung mit CBD-Öl profitieren.

Die wachsende Zahl von Berichten über Kinder, die mit **Cannabidol erfolgreich behandelt** wurden, belegt den Erfolg von CBD als wirksame Behandlung seltener Formen der kindlichen Epilepsie. Am besten ist die Wirkung von CBD beim **Dravet-Syndrom**, einer speziellen Form der Epilepsie, dokumentiert. Zusammen mit der bestehenden Standardtherapie kann CBD in einer Dosierung von 20 mg je kg Körpergewicht die **Anfallshäufigkeit deutlich senken**. In einer Doppelblindstudie wurden 120 Kinder mit Dravet-Syndrom mit 20 mg/kg Körpergewicht (KG) oder Placebo – in Kombination mit bestehender Medikation – behandelt. Während bei 43 % der Patienten unter CBD die Anzahl der Anfälle um mindestens 50 % reduziert wurde, waren es in der Placebogruppe nur 27 %. Während 5 % der Patienten der Verumgruppe keinen Anfall hatten, waren es bei der Placebogruppe 0 %.

Cannabidiol wird auch bei einem seltenen Syndrom, das Kinder mit Fieber und Infektion betrifft, eingesetzt – dem **Febrile Infection-Related Epilepsy Syndrome** (FIRES). Die **F**ieber-**i**nduzierte **r**efraktäre **e**pileptische **E**nzephalopathie von Schulkindern bezeichnet eine explosiv beginnende, potentiell tödliche epileptische **Enzephalopathie**, die bei vorher gesunden Kindern und Jugendlichen nach einer unspezifischen fieberhaften Erkrankung auftritt. Eine retrospektive Analyse von sieben Fällen weist auf eine mögliche Wirkung bei diesem Syndrom hin. In einer Dosisfindungsstudie mit 225 Patienten mit **Lennox-Gastaut-Syndrom** wurden 10 und 20 mg CBD pro kg und Placebo untersucht. 42 % der Anfälle sollen mit 20 mg/kg KG verhindert worden sein, 37 % mit 10 mg/kg KG und 17 % mit Placebo.

Eine Überwachung der Medikamentenspiegel ist hier notwendig, wenn der Facharzt für Neurologie dies zur Sicherheit des Betroffenen wünscht. Cannabidiol kann bei Epilepsie aufgrund der Studienlage nicht als Allheilmittel angesehen werden. Die Studien zeigen jedoch, dass es weiterer Forschung zum Thema Epilepsie bedarf, um den betroffenen Menschen **mit Cannabidiol eine Reduktion der**

Anfallshäufigkeit zu ermöglichen und die **Nebenwirkungen** der Medikamente zu **vermindern**.

Weltweit sind etwa 50 Millionen Menschen an **Schizophrenie** erkrankt. 1 bis 2 % der Bevölkerung erleben mindestens einmal im Leben eine Psychose.

Die Therapie besteht aus drei Säulen: Neben der **Psycho-** und der **Soziotherapie** spielt die medikamentöse Behandlung mit **Neuroleptika** eine entscheidende Rolle. Neuroleptika greifen in den Dopaminstoffwechsel ein und hemmen die Erregung der Patienten. Diese Neuroleptika haben jedoch erhebliche Nebenwirkungen. Dazu zählen eine starke Gewichtszunahme, Bewegungsstörungen, Müdigkeit, Mundtrockenheit, Herzrasen und niedriger Blutdruck. Aufgrund dieser starken Nebenwirkungen sind die Betroffenen oft auf der Suche nach alternativen Behandlungsmethoden. Leider kann nur bei 10 % aller behandelten Fälle von einer vollständigen Genesung gesprochen werden. 90 % der Patienten sind ein Leben lang auf medikamentöse Unterstützung angewiesen.

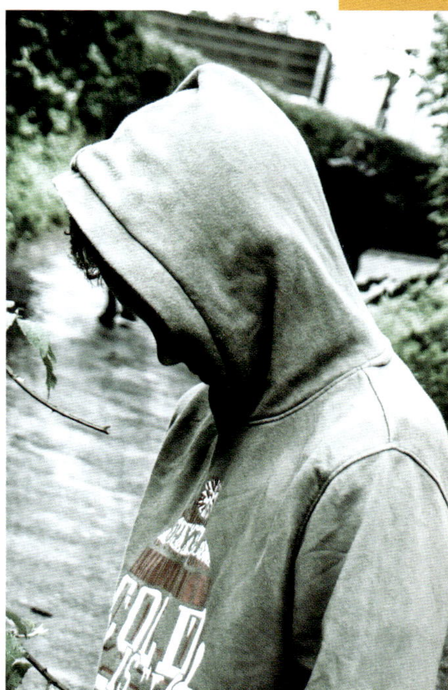

Eine interessante Möglichkeit ist die **Nutzung von CBD gegen Psychosen**. CBD zeigt bei vielen Betroffenen eine positive Wirkung auf Beschwerden wie Schlaf- und Zwangsstörungen, Unruhe und Angstzustände. Vor allem aber der antipsychotische Effekt scheint zukunftsweisend zu sein.

Das Zusammenspiel der Botenstoffe im Gehirn ist äußerst komplex. Dies erschwert die Suche nach einem gut verträglichen Medikament für Schizophreniepatienten. Wird ein Botenstoff medikamentös beeinflusst, kann dies das Zusammenspiel aller Botenstoffe im Gehirn beeinträchtigen. Zu den Botenstoffen, die bei Schizophrenie eine Rolle spielen, zählen auch die **Endocannabinoide**. Sie beeinflussen durch Interaktion an den spezifischen Cannabinoidrezeptoren die Gesundheit erkrankter Personen. Schon lange wurde vermutet, dass das endocannabinoide System eine wesentliche Rolle bei der Entstehung psychotischer Erkrankungen spielt. Es kann nicht nur durch körpereigene Substanzen, sondern auch durch Cannabidiol beeinflusst werden. Paradoxerweise könnte die Hanfpflanze, die mit dem Wirkstoff THC Schizophrenien negativ beeinflussen kann, ein Medikament gegen eben diese Erkrankung bereithalten: das Cannabidiol. Cannabidiol wirkt in mancher Hinsicht als ein Gegenspieler zu THC. **Im Gegensatz zu THC begünstigt Cannabidiol nicht Psychosen, es scheint diese vielmehr zu unterbinden.** Ob und wie sehr Cannabidiol Patienten mit Schizophrenie helfen kann, sollte dringend in weiteren klinischen Studien geklärt werden, denn die bisher in kleinerem Umfang durchgeführten Studien zeigen sehr hoffnungsvolle Ergebnisse.

Eine interessante Studie wurde mit 41 PatientInnen der Poliklinik für Psychiatrie der Universität Köln im Jahr 2011 durchgeführt. Die eine Hälfte der Teilnehmer erhielt vier Wochen lang CBD, die andere Hälfte nahm ein Antipsychotikum. Die Ergebnisse sind bemerkenswert. CBD beeinflusst die psychotischen Symptome genauso günstig wie das Antipsychotikum. Mit einem sehr wichtigen Unterschied: Die Einnahme von CBD war mit deutlich geringeren Ne-

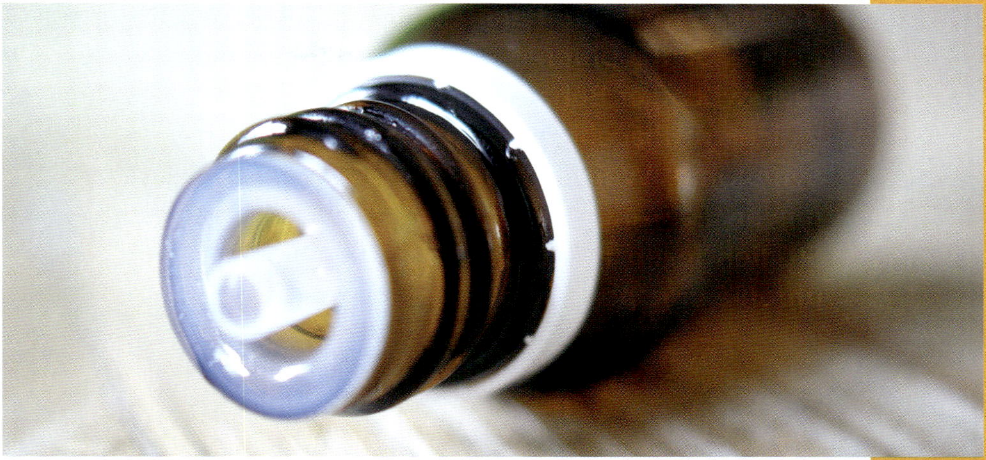

benwirkungen verbunden. Die Forscher fanden dafür eine Erklärung, indem sie die Blutspiegel des Anandamids überwachten. CBD befördert hohe **Anandamidwerte** und diese wirken antipsychotisch. Anandamid ist eine ungesättigte Fettsäure, die im zentralen Nervensystem vorkommt, besonders in jenen Regionen, die für die Wahrnehmung und Gedankenverarbeitung sowie für die Bewegungsabläufe verantwortlich sind. Die Forscher stellten fest, dass hohe Anandamidwerte positiv auf psychotische Symptome wirken. Die Einnahme von CBD geht mit einer Erhöhung des Anandamidwertes einher. Der Grund liegt in der hemmenden Wirkung von CBD auf ein Enzym, das wiederum Anandamid abbaut. Das Zusammenspiel der Botenstoffe im Gehirn ist äußerst komplex. Bei der Schizophrenie finden sich, wie auch bei anderen psychischen Erkrankungen, Störungen dieses Zusammenspiels. Eine medikamentöse Beeinflussung der Botenstoffe mit zum Beispiel Neuroleptika geht meist mit erheblichen Nebenwirkungen einher. Eine aussichtsreiche Alternative dazu könnten natürliche Stoffe wie Cannabidiol sein.

In einer weiteren Parallelgruppenstudie wurden Patienten mit Schizophrenie ebenfalls mit CBD therapiert. Nach sechswöchiger Behandlung hatte die CBD-Gruppe im Vergleich zur Placebogruppe niedrigere positive psychotische Symptome. Weiterhin konnte eine Verbesserung der kognitiven Leistung verzeichnet werden. **Die Ergebnisse der Studien legen nahe, dass CBD bei Patienten mit Schizophrenie eine positive Wirkung hat.**

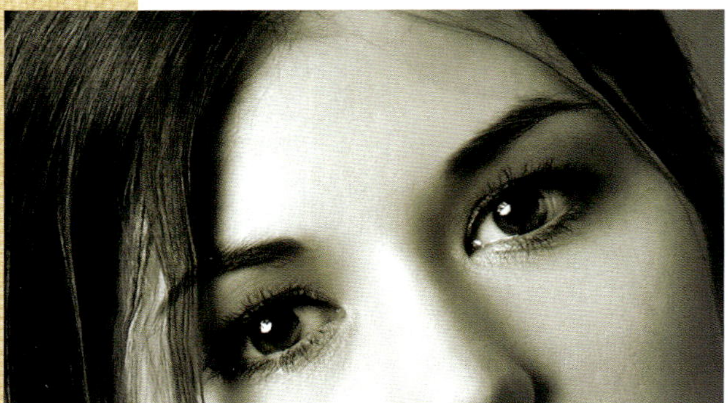

Wer schon jetzt CBD-Produkte wie CBD-Öle oder CBD-haltige Nutzhanftees zur Behandlung psychotischer Symptome einnehmen möchte, sollte dies allerdings unbedingt mit seinem Arzt absprechen. Da die Wirkung von CBD nicht vom Dopaminrezeptorantagonismus abhängig zu sein scheint, könnte CBD aber in der Tat ein neuer Weg in der Behandlung darstellen.

Die Wirkung von Cannabidiol bei Patienten mit Schizophrenie ist allerdings noch nicht genügend erforscht, um es als vollwertige Alternative zu herkömmlichen Medikamenten zu empfehlen.

CBD könnte zukünftig im Bereich des Zentralnervensystems und damit assoziierter Beschwerden eine noch wichtigere Rolle spielen. Seine schonenden Wirkungen sprechen vor allem auch für eine Selbstanwendung, die vielen Menschen weiterhelfen könnte. In unserer Kultur sind nervliche Belastungen häufig die Hauptursachen für Erkrankungen. Stetig werden hier mehr Zusammenhänge deutlich. CBD-Produkte aus Nutzhanf bieten sich aber nicht nur therapeutisch an, sie sind vermutlich auch in der Lage, die Nebenwirkungen von anderen Arzneimitteln abzumildern. Das dürfte die Lebensqualität von vielen Patienten erheblich steigern. Außerdem ist die Anwendung von z.B. Vollspektrumölen oder -pasten einfach in den Alltag integrierbar. Patienten können mit einer Anfangsdosierung der Öle selbst die eigene Verträglichkeit austesten, um am Ende optimal von den Produkten und Wirkungen zu profitieren. Grundsätzlich können die Produkte mit Arzneimitteln kombiniert werden und ergänzen im Idealfall deren Ausrichtung. Aufgrund dieser gesamten Umstände erfreuen sich diese speziellen CBD-Produkte einer immer größeren Beliebtheit.

Cannabidiol und Frauenleiden

Regelschmerzen kennt fast jede Frau. Die Dysmenorrhoe, wie die Störung in der medizinischen Fachsprache bezeichnet wird, ist das mit großem Abstand häufigste gynäkologische Problem. Die Regelschmerzen sind ein Gesundheitsproblem für Frauen, das die täglichen Aktivitäten, das Allgemeinbefinden und die Lebensqualität beeinträchtigt. Die Beschwerden, die unmittelbar zu Beginn und während der **Menstruation (Monatsblutung)** auftreten, werden in primäre und sekundäre Regelschmerzen eingeteilt.

Die **primäre Dysmenorrhoe** tritt bevorzugt im jugendlichen Alter auf. Sekundäre Regelschmerzen werden durch eine Grunderkrankung an den inneren Organen ausgelöst und betreffen überwiegend Frauen in der zweiten Lebenshälfte. Sehr viel häufiger sind aber Beschwerden während der Menstruation, die nicht auf eine organische Erkrankung zurückzuführen sind. Die Schmerzen im Unterleib sind oft sehr heftig und können in den Rücken und sogar bis in den Brustkorb ausstrahlen. Viele Frauen leiden außerdem unter starken Krämpfen und Durchfall sowie, wenn auch deutlich seltener, unter Kopfschmerzen und Übelkeit.

Die sekundäre Dysmenorrhoe stellt einen Periodenschmerz nach zunächst störungsfreier Menstruation dar. Die Ursachen der sekundären Dysmenorrhoe können organischen Ursprungs sein, bedingt durch Endometriose (häufigste Ursache), Tumoren (häufigste Ursache gutartige Myome), Entzündungen, Verengung des Muttermundes, Uterusfehlbildungen und intrauterine Pessare (z.B. schlecht sitzende Spiralen, Kettchen). Funktionelle Ursachen sind vor allem hormonelle und vegetative Störungen. Der Einfluss der Ernährung auf die Häufigkeit des Auftretens der Dysmenorrhoe wurde in mehreren Studien nachgewiesen (Fastfood; fett- und fleischreiche, ballaststoffarme Ernährung). **Regelschmerzen finden sich häufiger bei Frauen mit Übergewicht und bei Raucherinnen.** Mangelnde Bewegung spielt ebenso eine Rolle.

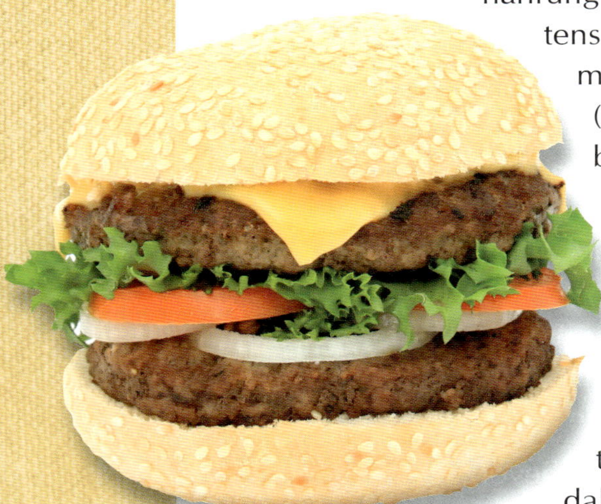

In der herkömmlichen Schmerztherapie kommen nicht steroidale Antirheumatika (NSAR, z.B. Diclofenac, Ibuprofen u.a.) zum Einsatz. Die betroffenen Frauen benötigen mehrere Tabletten täglich und an hintereinander folgenden Tagen. Diese Schmerzmedikation birgt enorme Nebenwirkungen in sich. Ebenfalls werden krampflösende Medikamente (Spasmolytika, z.B. Buscopan) in teilweise hohen Dosierungen eingesetzt. Die zyklische Gabe eines natürlichen Progesterons ist sehr hilfreich. Bei einigen Betroffenen helfen psychologische und psychotherapeutische Betreuung. Eine Regulierung der Darmtätigkeit ist meistens notwendig. Wenn das nicht ausreicht, gibt der Facharzt auch gerne eine **Antibabypille**. Bekannt ist, dass die Pilleneinnahme Mikronährstoffmängel verursacht. Es kann zu Mängeln an Vitamin B_6, Folsäure, Vitamin C, Vitamin B_2, Magnesium und Zink kommen. Allerdings werden auch höhere Dosierungen an Analgetika und Spasmolytika eingesetzt, die den Magen, die Nieren und die Leber belasten. Die Betroffenen wünschen sich daher oftmals eine Behandlungsmethode, die sanfter zum Körper und mit weniger Nebenwirkungen verbunden ist.

Dass die Wirkstoffe aus der Hanfpflanze Regelschmerzen lindern, ist schon lange bekannt. Bereits im 19. Jahrhundert verschrieb der Leibarzt der britischen Königin Victoria seiner Patientin eine Hanftinktur. Mit den Erfolgen der modernen Medizin wurde aber der alte Erfahrungsschatz für viele Jahrzehnte zurückgedrängt und findet erst seit einigen Jahren wieder mehr Beachtung. **Cannabidiol gilt inzwischen als mild wirkendes Mittel gegen Regelschmerzen und wird von vielen Frauen in Form von CBD-Ölen verwendet.** Auch die Anwendung von CBD-haltigen **Vaginalzäpfchen** bringt eine rasche Schmerzlinderung. Die Dosierung der Öle ist sehr individuell und jede Betroffene findet am besten für sich selbst heraus, welche Dosis wirksam ist.

Frauen mit Dysmenorrhoe haben während der Regel eine signifikant verminderte Lebensqualität, schlechtere Laune und schlechtere Schlafqualität. CBD kann die Schlafqualität erheblich verbessern, Durchschlafstörungen und vorzeitiges Erwachen werden positiv beeinflusst. Auch Schwitzen, Muskelzuckungen und Herzstechen, also psychosomatische Aspekte des Schlafes, nehmen ab, wie viele Patientinnen berichten. Allerdings sind noch weitere Studien erforderlich, um festzustellen, ob eine effektive Blockade von Regelschmerzen durch CBD auch das Risiko der Entwicklung chronischer Schmerzstörungen lindert kann. In einer Studie wurde die Auswirkung von Cannabidiol auf die Muskelschicht der Gebärmutter untersucht. Die isometrische Spannungsaufnahmen wurden in isolierten Muskelstreifen von Biopsien durchgeführt, die während eines elektiven Kaiserschnittes gewonnen wurden. Die physiologische Regulation der muskulären Ruhe wird durch CBD positiv beeinflusst. Das dabei angewendete Cannabidiol übte eine stark hemmende Wirkung auf die Kontraktilität der Gebärmutter aus.

CBD bei Lungenerkrankungen

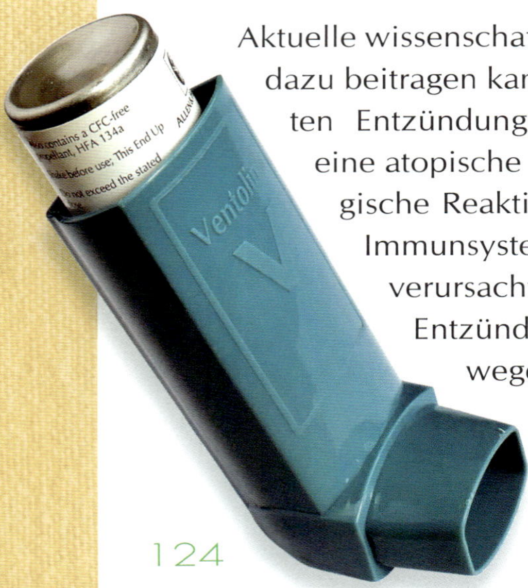

Aktuelle wissenschaftliche Studien zeigen, dass CBD dazu beitragen kann, die durch **Asthma** verursachten Entzündungen zu reduzieren. Asthma ist eine atopische Erkrankung, d.h. dass eine allergische Reaktion aufgrund eines Problems im Immunsystem sofort entstehen kann. Häufig verursacht diese chronische Erkrankung Entzündungen in den Lungen und Atemwegen, wodurch die Luft nur schwer durch den Atmungsapparat gelangen kann. Zu den Symptomen gehören Atemnot, Engegefühl in der Brust, Keuchen oder Husten. Entzündungen und Schwellungen machen die Atemwege verwundbar, weshalb Menschen mit Asthma anfälliger für allergische Reaktionen sind. Bei manchen Menschen stellt Asthma ein geringeres gesundheitliches Problem dar, während es den Alltag anderer schwerwiegend beeinträchtigen kann. Leider gibt es noch kein Heilmittel gegen Asthma.

Erste Studien über den Einfluss von CBD auf Asthma konnten bereits vielversprechende Ergebnisse präsentieren. So sollen die entzündungshemmenden Eigenschaften von CBD die Entzündungen und Schwellungen in den Atemwegen der Patienten reduzieren. Zudem zeigte sich, dass CBD die TH2- und TP-Zytokinespiegel senkt, was Patienten mit allergischem Asthma zugutekommt. Dies deutet darauf hin, dass CBD die Reaktion der Schleimhauthypersekretion auf externe und allergieauslösende Anregungen beeinflussen kann – diese Reaktion ist eines der hervorstechendsten Symptome bei Asthmapatienten.

Alle bisherigen Studien haben die entzündungshemmenden und immunsuppressiven Eigenschaften von CBD bewiesen. Einige Untersuchungen zeigten weiters, dass CBD die durch Asthma verursachten Schmerzen reduziert. Dies ist besonders wichtig für Menschen, die während eines Asthmaanfalls Schmerzen erleiden, da diese äußerst unangenehm und schwächend sein können. Bemerkenswert ist allerdings, dass die Schmerzen nicht in der Lunge entstehen, sondern durch die Behinderung der Atmung verursacht werden. Wenn der normale Luftstrom im Atmungsapparat behindert oder unterbrochen wird, werden anliegende Muskeln wie Treppenmuskeln und der Sternocleidomastoideusmuskel gestresst. In der Lunge befinden sich

CB-2-Rezeptoren, die auf CBD gegen Schmerzen reagieren können und die Schmerzen durch Verringerung der Spastizität und des Drucks auf die Muskeln um die Lunge lindern. Grundsätzlich kann man sagen, dass CBD als ein wirksames und therapeutisches Hilfsmittel für Patienten mit Asthma angesehen wird. Unabhängig von der Anwendungsmethode wurde nachgewiesen, dass CBD den Widerstand der Atemwege verringert.

Eine 2012 im *European Journal of Pharmacology* veröffentlichte wissenschaftliche Studie kam zu dem Schluss, dass CBD Entzündungen bei Patienten mit **akuter Lungenschädigung (ALI)** wirksam reduziert. Die Studie zeigte eine Verringerung der Leukozytenzahl (weiße Blutkörperchen) als Ergebnis einer mit CBD durchgeführten Behandlung, die nur einen Tag nach der Induktion einer Lungenentzündung eingesetzt wurde. Die Schlussfolgerung der Studie war: CBD reduziert die Bildung von proinflammatorischen Zytokinen und Chemokinen in der Flüssigkeit der bronchoalveolären Lavage der Lunge.

Eine weitere Studie, die 2015 in der Fachzeitschrift *Mediators of Inflammation* veröffentlicht wurde, zeigte, dass CBD Entzündungen reduziert und die Schleimhautsekretion verringern kann, eines der Hauptsymptome von Asthma. Diese Ergebnisse weisen auf die Notwendigkeit neuer und möglicher Behandlungsoptionen für Asthma hin, da CBD dazu beitragen kann, die bei Patienten mit Asthma beobachtete überaktive Entzündungsreaktion unter Kontrolle zu halten.

In Österreich macht die **COPD** (chronisch-obstruktive Lungenerkrankung) ein Viertel aller Todesfälle aufgrund einer Lungenerkrankung aus und ist nach Asthma die zweithäufigste Lungenerkrankung. Bei herkömmlichen Behandlungen werden verschreibungspflichtige Medikamente eingesetzt, die bei den meisten Patienten Nebenwirkungen auslösen. Viele Menschen sind daher auf der Suche nach Alternativen und wenden sich CBD-Produkten zu.

Klinische Studien haben ergeben, dass Cannabidiol stark entzündungshemmende Wirkungen hat, was darauf hindeutet, dass Cannabinoid die Lungenfunktion von Patienten mit verschiedenen Lungenerkrankungen verbessern kann. Diese Studien und Tests weisen darauf hin, dass heute tatsächlich eine neue mögliche Behandlungsoption für entzündliche Lungenerkrankungen vorhanden ist, wie kürzlich eine in der medizinischen Fachzeitschrift *Immunopharmacology and Immunotoxicology* veröffentlichte Studie andeutete. Zurzeit konzentriert sich die Forschung insbesondere auf die Verbindung zwischen CBD und verschiedenen Lungenerkrankungen.

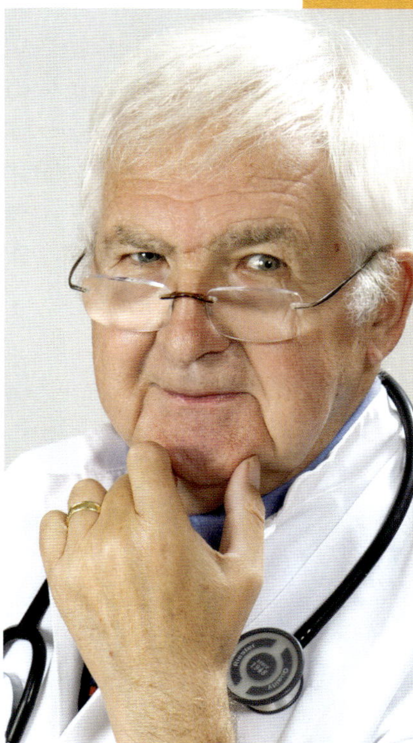

Laut der jüngsten Studie der Fachzeitschrift mit offenem Zugang *PLOS One* gelang es Wissenschaftlern aus Brasilien und Deutschland, Mäuse vor schweren Lungenerkrankungen zu schützen, indem der körpereigene Cannabinoidgehalt erhöht wurde, nämlich das 2-AG (2-Arachidonylglycerol). Durch die Aktivierung der Cannabinoidrezeptoren konnten die Forscher das Immunsystem stärken – ein bedeutsamer Faktor für die Behandlung der meisten entzündlichen Erkrankungen, einschließlich ALI (akute Lungenschädigung). Durch die sublinguale Einnahme von CBD können Cannabinoide die Rezeptoren schnell erreichen, wenn Immunzellen durch die Blutgefäße wandern. Obwohl diese Ergebnisse in Studien am Menschen noch nicht bestätigt werden konnten, gelangte das Forschungsteam zu dem Schluss, dass CBD aufgrund seiner direkten Auswirkung auf die Cannabinoidwege des Körpers „ein nützliches therapeutisches Hilfsmittel zur Behandlung von entzündlichen Lungenerkrankungen" sein kann.

Für diejenigen, die aufgrund staatlicher Vorschriften keinen Zugang zu medizinischem Cannabis haben, ist CBD aus Hanf eine beliebte Alternative. CBD-Produkte enthalten alle wohltuenden Eigenschaften von CBD, ohne die psychoaktiven Wirkungen von THC auszulösen. Da viele Patienten mit Lungenerkrankungen Atemprobleme haben, wären CBD-Öl, CBD-Paste und CBD-Zäpfchen die optimalen Anwendungsmethoden. Es gibt verschiedene Formen, Cannabinoide einzunehmen, daher sollte man es einfach ausprobieren und die Form finden, die sich am besten eignet.

CBD bei Hautkrankheiten

Unter Hautkrankheiten fasst man eine Reihe von Erkrankungen oder Beeinträchtigungen der Haut zusammen, die meist nur einen bestimmten Körperteil oder einen Hautbereich betreffen. Zu den Hautkrankheiten zählen aber auch Erkrankungen der sogenannten Hautanhanggebilde, also Erkrankungen der Haare, der Nägel sowie der Talg- und der Schweißdrüsen. Bekanntere und häufiger vorkommende Hautkrankheiten sind Akne und Rosacea, Geschwülste und Hautschäden durch Reibung und Mangeldurchblutung, durch Infektionen hervorgerufene Hautkrankheiten sowie seltener auch verschiedene Hautkrebsformen (z.B. malignes Melanom). Da die Haut das größte Organ des Menschen ist und den vielfältigsten inneren wie äußeren Einflüssen und Veränderungen ausgesetzt ist, weist sie auch die höchste Zahl an krankhaften Veränderungen aller Organe auf.

Die meisten Hautkrankheiten machen sich über eine Veränderung der Haut an der betroffenen Stelle bemerkbar. Hierbei unterscheidet man unter anderem zwischen

- Flecken (Macula), die bei Änderung des Pigmentgehalts der Haut, des Blutaustritts aus der Haut oder durch Änderungen der Durchblutung auftreten können,
- Knötchen (Papel): Verdickungen, wie sie z.B. bei Insektenstichen, bakteriellen Infektionen, Allergien und Hauttumoren auftreten können,
- Eiterknötchen (Pustel): mit Eiter gefüllte oberflächliche Hohlräume der Haut, wie sie zum Beispiel bei der Akne auftreten,

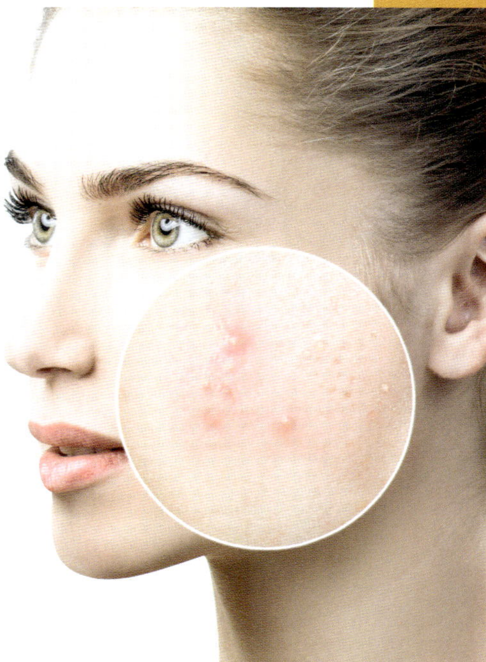

- Quaddeln (Urtica): punktartige oder plateauähnliche Erhebungen der Haut, die zum Beispiel durch Reibung oder als Symptome einer Allergie entstehen können.

Ein großer Teil der Rezeptoren des Endocannabinoidsystems befindet sich in der Haut. Die Cannabinoide interagieren mit diesem System und können dabei positive Effekte hervorrufen. Auch die Fettsäuren der Hanfpflanze spielen bei der Behandlung von Hautkrankheiten eine Rolle. So hat CBD bekannte entzündungshemmende, zellschützende und hauterhaltende Eigenschaften. Die Erhaltung der Hautfeuchtigkeit und der Schutz vor Hautschäden durch Sonneneinstrahlung können durch CBD unterstützt werden.

Studien veranschaulichen auch das Potential von CBD bei der Heilung von **Kontaktdermatitis**. Weiterhin haben Studien aufgrund der entzündungshemmenden Eigenschaften von CBD dessen Potential bei der Behandlung von **Schuppenflechte (Psoriasis)** und **Neurodermitis** nachgewiesen. Andere Studien zeigten Erfolge mit CBD-haltigen und natürlichen Heilmitteln bei der Behandlung diverser anderer Hautkrankheiten, von **Akne** bis hin zu **Ekzemen**.

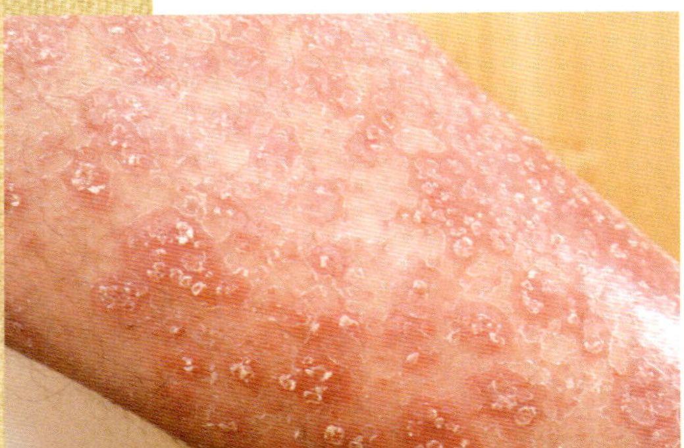

Psoriasis

Patienten wird gerne eine spezielle CBD-haltige Salbe zur äußeren Anwendung verschrieben. Begleitend zur äußeren Therapie unterstützt die orale Anwendung mit CBD-Tropfen oder CBD-Paste die Verbesserung des Hautbildes. Manche Hauterkrankungen haben ihre Ursachen in innerem und äußerem Stress. CBD wirkt entspannungsfördernd und stressreduzierend. Die entzündungshemmende und zellschützende Wirkung von CBD unterstützt bei Hautkrankheiten das innere und äußere Gleichgewicht.

Eine natürliche CBD-Salbe hilft, die Schutzbarriere der Haut zu stabilisieren. Die reichhaltige Pflege für trockene, rissige und geschädigte Haut ist frei von Kortison und eignet sich somit auch ideal zur längerfristigen Anwendung.

Für die Herstellung einer CBD-Salbe werden hauptsächlich schonende Verfahren eingesetzt und pflanzliche Vorprodukte verwendet. Das CBD wird über die sogenannte CO_2-Extraktion aus dem Hanf gelöst. Das extrahierte CBD ist hoch rein. Seine hervorragende Wirkung in Salbenform ist mit seiner guten Fettlöslichkeit zu erklären. Sie macht es dem Körper sehr einfach, das CBD schnell aufzunehmen.

Die CBD-Salbe

- wirkt entzündungshemmend,
- wirkt schmerzstillend,
- entspannt Muskulatur und Gewebe,
- wirkt abschwellend,
- regeneriert Körpergewebe,
- ist antibakteriell und gering antimykotisch,
- ist lokal virustatisch (Herpes labialis und Herpes genitalis),
- wirkt gegen Juckreiz bei Mücken- und Bremsenstichen.

Patienten berichten über eine antibiotikaähnliche Wirkung auf der Haut. Die CBD-Salbe wird bei leichten **Verbrennungen** sowie Verbrennungen bis zum zweiten Grad eingesetzt. Bei Ekzemen, Akne, Neurodermitis und Psoriasis wird über eine lindernde Wirkung der CBD-Salbe berichtet. Patienten profitieren auch von der wohltuenden Wirkung auf die Intimhaut. Auch dort kann diese Salbe problemlos angewendet werden. Bei Brustkrebs ist die Anwendung vor und nach einer Bestrahlung der Haut hilfreich. Selbst die schmerzstillende und neuroprotektive Wirkung von CBD kommt durch die Anwendung der CBD-Salbe den von Polyneuropathie Betroffenen zugute.

CBD-Salbe sorgt zudem für eine glatte und widerstandsfähige Haut und unterstützt die Haut in ihrer starken antioxidativen Wirkung. Auch der Alterungsprozess der Haut kann verlangsamt werden.

Weitere Einsatzmöglichkeiten sind

- raue und rissige Hautstellen,
- raue und rissige Lippen,
- ein wundes Nagelbett (z.B. bei Nägelkauen) oder eingewachsene Nägel,
- angespannte und trockene Hautstellen,
- Sonnenbrand,
- geschädigte Intimhaut bei Pilzinfektionen, bakterieller Vaginose und anderen Erkrankungen im Intimbereich bei Frauen und Männern,
- offene Wunden, die vor der Anwendung gesäubert wurden (Schürf-, Quetsch- und Schnittwunden),
- Prellungen, Zerrungen und Quetschungen,
- unreine Haut,
- Hühneraugen,
- Lippenherpes,
- Gürtelrose,
- Hautentzündungen,
- Schmerzen bei Rheuma und Arthritis,
- Muskelschmerzen und Muskelkrämpfe,
- offene Beine,
- Hämorrhoiden.

Ein Schlüsselauslöser von **Akne** ist eine überaktive Talgproduktion. Akne ist die weltweit häufigste Hauterkrankung. Sie beinhaltet offensichtliche physische Symptome, die in Pickeln, Mitessern und Zysten gipfeln, sie verursacht aber auch psychologische Belastungen.

Es gibt zahlreiche Hinweise, dass CBD als antibakteriell wirkende Substanz auch hier hilfreich ist.

Kann CBD gegen Schmerzen helfen?

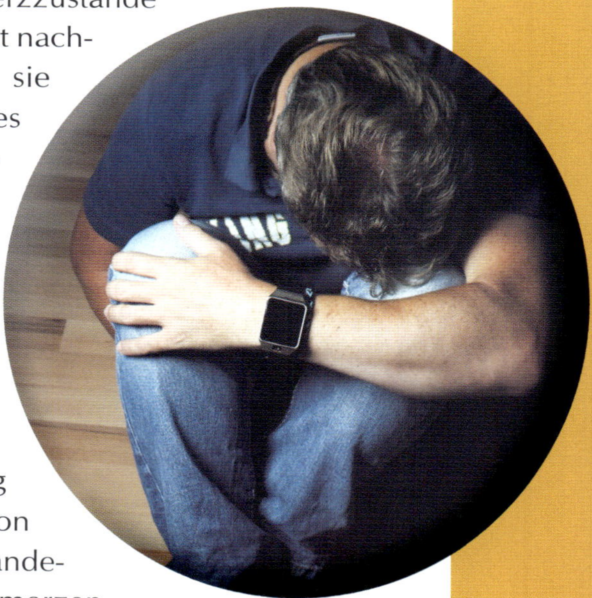

Besonders chronische Schmerzzustände belasten unsere Lebensqualität nachhaltig. Unbehandelt bilden sie schnell den Mittelpunkt unseres Lebens und Alltags. Nicht selten können Schmerzpatienten ihrem Beruf nicht mehr nachgehen und beschäftigen sich nur noch mit ihren Beschwerden. Schmerzen sind auf der einen Seite in akuter Form wichtig für uns, weil sie uns vor Überlastung oder schädlichen Einflüssen von außen warnen. Spüren wir andererseits ununterbrochen Schmerzen, verliert sich diese Warnfunktion und der Schmerzzustand verselbstständigt sich. Er warnt uns nicht mehr, sondern wird zu einem eigenen und sinnlosen Syndrom.

Eine US-amerikanische Übersichtsstudie aus dem Jahr 2017 setzte sich intensiv mit der historischen und aktuellen Anwendung von Cannabis bei Schmerzen auseinander. In dieser Übersicht geht es nicht nur um die Anwendungsmöglichkeiten von CBD gegen Schmerzen, sondern auch um die Wirkungen der THC-haltigen Hanfextrakte. In den letzten Jahren rückte das THC-arme und nicht rauscherzeugende Cannabidiol stetig mehr als mögliches Schmerztherapeutikum in den Fokus. Das betrifft vor allem die Selbstanwendung durch gut informierte Patienten, für die die **potentielle Schmerzlinderung** ein wichtiges Argument ist. Wieder schmerzbefreit leben wird besonders in Fällen mit chronischen Erkrankungen zu einem sehnsüchtigen Wunsch. Kann das CBD **aus Nutzhanf** da etwas für uns tun?

Um potentiell schmerzstillende Effekte von CBD zu verstehen, lohnt es sich, die Entstehung von Schmerzen und die physiologischen Hintergründe genauer zu betrachten.

Obwohl wir Schmerz oft als eine einheitliche, ursprüngliche und rein körperliche Reaktion wahrnehmen, geht es tatsächlich um eine sehr komplexe Kaskade im Zusammenspiel von verschiedenen Botenstoffen, Reizen und Antworten unseres gesamten Nervensystems. Im menschlichen Organismus sind **Rezeptoren** verteilt, die auf Reize von außen reagieren. Als Rezeptoren bezeichnen wir die Enden von Nervenfasern, die der Reizweiterleitung dienen. Im Fall der Schmerzentstehung handelt es sich um sogenannte Nozizeptoren. Sie reagieren zum Beispiel auf Temperaturreize oder Reize aufgrund von chemischen Substanzen. Die Reizverarbeitung findet nicht an den Nervenenden statt, sondern im Zentralnervensystem („ZNS“). Es besteht aus dem Gehirn und dem Rückenmark. Das ZNS bestimmt darüber,

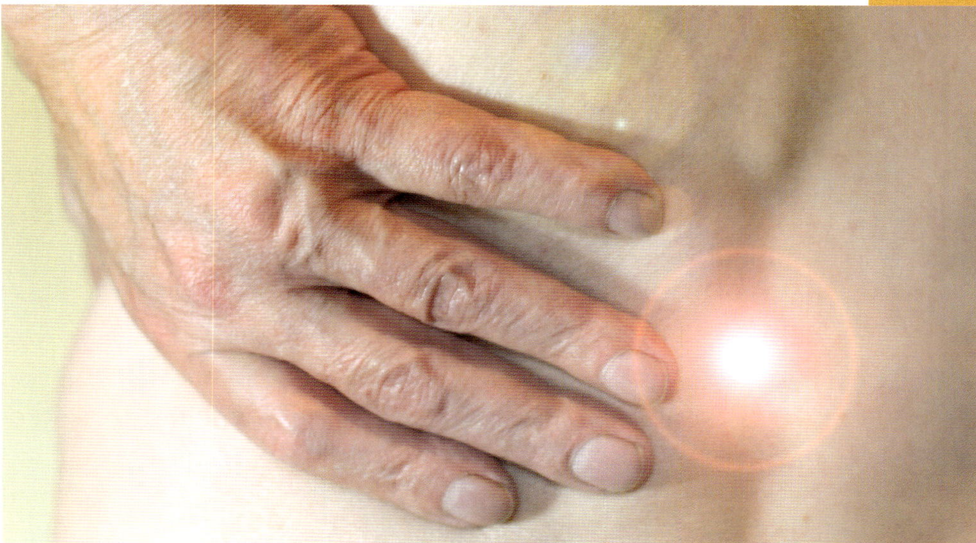

wie wir die Schmerzstärke im einzelnen Fall empfinden. Schmerzstillend wirken nicht nur primär Einflüsse an den Rezeptorstellen. Vielmehr spielt auch die **Psyche eine entscheidende Rolle** im Schmerzgeschehen. Wenn sich dieses verselbstständigt, entstehen die gefürchteten Schmerzen in chronischer Form. Chronischer Schmerz büßt am Ende seine wichtige Signal- und Warnfunktion vollständig ein, wie sie dem Akutschmerz zukommt. Wir entwickeln ein Schmerzgedächtnis, wenn Schmerzzustände sich chronifizieren. Häufig müssen dann **klassische Schmerzmittel** regelmäßig höher dosiert werden, um schmerzstillend zu wirken. Es entsteht nicht selten ein Teufelskreis aus einem sich selbst verstärkenden Schmerzsyndrom, weil im Zentralnervensystem keine Entspannung mehr erreicht werden kann.

Das Endocannabinoidsystem ist nach bisherigem Erkenntnisstand ein bedeutsames Regulationssystem des Körpers.

Obwohl die wissenschaftliche Forschung in diesem Bereich noch nicht abgeschlossen ist, kristallisiert sich heraus, dass von den Rezeptoren unter anderem schmerzstillende, entzündungshemmende und beruhigende Effekte ausgehen können. Für Cannabidiole konnte herausgefunden werden, dass diese Stoffe nicht primär wie THC an den Rezeptorstellen andocken, sondern ein bestimmtes Enzym hemmen, das das körpereigene Cannabinoid Anadamid abbaut. Anadamid bleibt dadurch länger im Endocannabinoidsystem vorhanden. Der Stoff soll unter anderem für die positive Wahrnehmung bestimmter Prozesse verantwortlich sein und das Wohlbefinden fördern. In diesem Wahrnehmungsbereich spielt sich auch unser Schmerzempfinden ab. Hier könnte also eine mögliche Erklärung dafür liegen, dass CBD-Produkte wie Schmerzmittel wirken. Die Stärke von Cannabidiolen in der Schmerzbekämpfung könnte sich auf mehreren Ebenen entfalten:

Zum einen werden andere schmerzstillende Cannabinoide vor allem in ihrer Wirkungsdauer verstärkt. Zum anderen scheint CBD die Wahrnehmung von Schmerzzuständen zu verändern und damit das verkrampfte Festhalten des ZNS an ausgeprägten Schmerzzuständen durchbrechen zu können. Unsere Wahrnehmung hält dabei an einer fest-

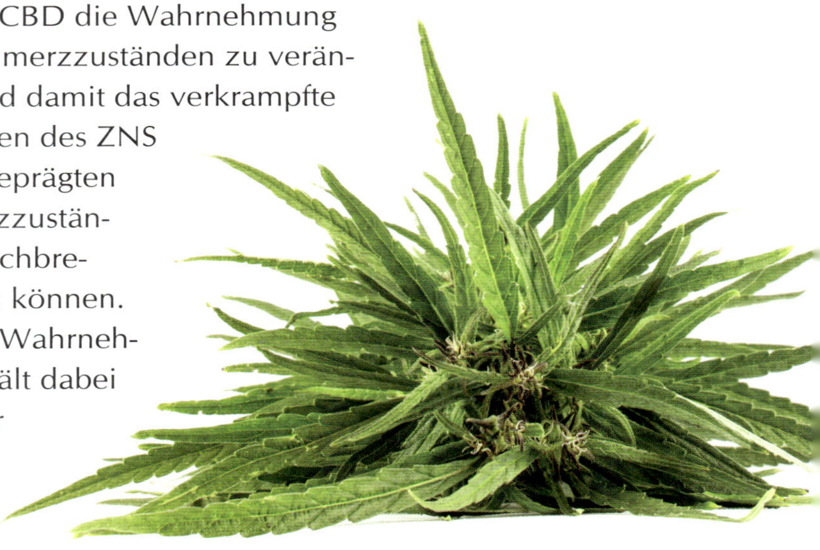

gelegten Schmerzroutine fest, die belastet, aber keine nützliche Funktion hat.

Wissenschaftliche Studien beschreiben Wirkungen der Cannabidiole unter anderem bei Arthritis. Aber auch bei neuropathischen (nervlichen) Schmerzen im Zusammenhang mit Entzündungsprozessen werden Effekte beschrieben. Ähnliches gilt für Kopfschmerzen und Migräne. Arthrose- und Arthritisschmerzen und sogenannte Rheumaschmerzen gehören dazu. Schmerzen bei Sportverletzungen reagieren ebenfalls rasch auf CBD. Bisher haben sich die Wissenschaftler häufig mit **Kombinationen aus Cannabidiol und THC** beschäftigt. Für Anwender, die CBD-Öl gegen Schmerzen außerhalb eines verschreibungspflichtigen Arzneimittels legal anwenden möchten, sind diese Wirkungen interessant. Wie es scheint, wirken Cannabidiole schmerzstillend, weil es einerseits zu einer dämpfenden Wirkung bei der Wahrnehmung von Schmerzzuständen kommt. Andererseits wird die Wirkungsdauer anderer Cannabinoide verlängert.

Anwender verstehen Cannabidiol als unterstützendes Schmerztherapeutikum, das vor allem auf die Schmerzstärke einwirkt. Dabei geht es unter anderem um

- Gelenkschmerzen,
- Muskelschmerzen,
- Menstruationsschmerzen und
- Zahnschmerzen.

Nicht selten fühlen sich gerade chronische Schmerzpatienten mit CBD-Produkten endlich schmerzbefreit. Ein klassisches Schmerzsyndrom verliert damit seinen Schrecken, und es kommt zusätzlich zu einer allgemeinen Beruhigung. Manche Schmerzpatienten können sich deshalb erstmals seit langer Zeit wieder vollständig entspannen, was die üblichen Arzneimittel in der Regel nicht leisten können. Dabei wird jedoch nicht klar, ob dies ausschließlich auf die Nutzung von CBD-Produkten zurückzuführen sind. Vermutlich wirken hier unterschiedliche Substanzen zusammen, da es häufig in Kombination mit anderen Mitteln gleichzeitig eingesetzt wird. Die unkomplizierte Anwendung der Öle und hochdosierten CBD-Pasten macht es für Schmerzpatienten einfach, die Substanz bei einem Schmerzsyndrom zu versuchen und so klassische Schmerzmittel zu ergänzen. Die äußerliche Anwendung von CBD-Schmerzölen und CBD-Massageölen unterstützt die Schmerzlinderung effizient. Selbst die Anwendung von CBD-Zäpfchen ist nicht kompliziert.

Cannabidiole sind keine Arzneimittel und ersetzen nicht die ärztliche Beratung sowie Verschreibung bei ernsten Erkrankungen. Schmerzpatienten haben aber mit Cannabidiolen eine Chance, sich entspannter schmerzbefreit zu fühlen und ihre Schmerzbehandlung zu unterstützen. Dabei empfinden viele eine tiefe Entspannung, die beispielsweise den Schlaf und damit die allgemeine Gesundheit fördern kann. Besonders bei einem chronischen Schmerzsyndrom sind selbst mit einem klassischen Schmerzmittel oft keine entspannten Nächte mehr möglich. Der Schmerz regiert, und an Schlaf ist kaum zu denken. Wer schmerzbefreit sein möchte, darf also an verschiedenen Stellen ansetzen, um eine schmerzstillende Wirkung und neues Wohlbefinden zu erreichen. CBD-Produkte gegen Schmerzen könnten zukünftig eine Alternative bzw. Ergänzung zur üblichen Schmerzbehandlung sein. Bisher stehen noch anerkannte wissenschaftliche Langzeitstudien aus, die diese subjektiven Einschätzungen und Thesen untermauern.

Kopfschmerz ist nicht gleich Kopfschmerz. Manchmal sitzen die Kopfschmerzen hinter der Stirn und manchmal im Hinterkopf und im Nacken. Manchmal ist nur eine Seite des Kopfes betroffen. Sie pochen, stechen, drücken oder klopfen. So ist es nicht überraschend, dass es nicht das „eine Mittel" gegen Kopfschmerzen gibt. Eine differenzierte Betrachtung der einzelnen und wichtigsten Kopfschmerzarten ist wichtig. Cannabidiol weist in erster Linie eine entzündungshemmende, Übelkeit vermindernde und schmerzblockierende Wirkung auf. Es hat eine starke antioxidative Wirkung. Es hilft gegen die aufsteigende Angst und Panik bei starken Kopfschmerzen. Das bedeutet, dass die körpereigenen Cannabinoide (Anandamid und 2-Arachidonylglycerin) positiv stimuliert auf das eingenommene Cannabidiol reagieren.

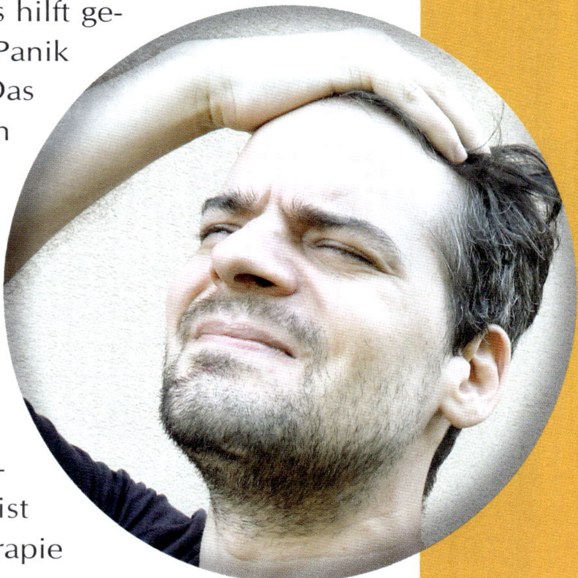

Die häufigsten Arten von Kopfschmerzen sind der Spannungskopfschmerz, die Migräne und der Clusterkopfschmerz. Die Einordnung des Kopfschmerzes ist wichtig, um eine passende Therapie zu finden.

Ein akuter Kopfschmerz kann und muss anders behandelt werden als ständige Kopfschmerzen oder eine chronische Migräne und Kopfschmerzen, die als Folge von anderen Erkrankungen auftreten (sogenannte sekundäre Kopfschmerzen), wiederum anders als primäre Kopfschmerzen. Für unregelmäßig auftretende leichte bis mäßige Kopfschmerzen gibt es eine Reihe guter Therapien bis hin zu Entspannungsmethoden und Verhaltenstherapien sowie Medikamenten (Acetylsalicylsäure, Paracetamol, Ibuprofen). Allerdings weisen die Medikamente eine Vielzahl von Nebenwirkungen auf. Der Schmerz plagt die betroffenen Menschen so sehr, dass sie auch weit höhere Dosen als vorgeschrieben einnehmen.

Neuropathische Schmerzen (Nervenschmerzen) können mit Cannabidiol gut behandelt werden, und diese günstigen Wirkungen sind auch für Kopfschmerzpatienten hilfreich. Man weiß inzwischen sicher, dass das Endocannabinoidsystem an der zentralen Schmerzverarbeitung des Körpers beteiligt ist. Dazu ist das Zusammenspiel aus Endocannabinoiden, Endocannabinoidrezeptoren und Enzymen, die Endocannabinoide im Körper bilden und auch wieder abbauen, verantwortlich. Eine mögliche Ursache von Schmerzen ist, dass das Endocannabinoidsystem des Körpers zeitweise oder dauerhaft aus dem Gleichgewicht geraten ist und die Interaktion der Partner nicht mehr reibungslos funktioniert. Kopfschmerzen sind nur selten die Folge einer Nervenschädigung – und wenn, dann sind sie dauerhaft und treten nicht nur gelegentlich auf. Das endocannabinoide System ist an der Entstehung von Schmerzen beteiligt – wie groß der Anteil im Vergleich zu anderen Faktoren ist, ist allerdings noch Gegenstand der aktuellen Forschung.

Clusterkopfschmerzen sind schwere, einseitige, meist stechende Schmerzen, die zwischen zehn Minuten und drei Stunden andauern, aber innerhalb der folgenden Tage mehrfach wiederkehren können. Man vermutet, dass Clusterkopfschmerzen ebenso wie Migräne im Gehirn ausgelöst werden. Der Hypothalamus, der Hirnstamm und möglicher-

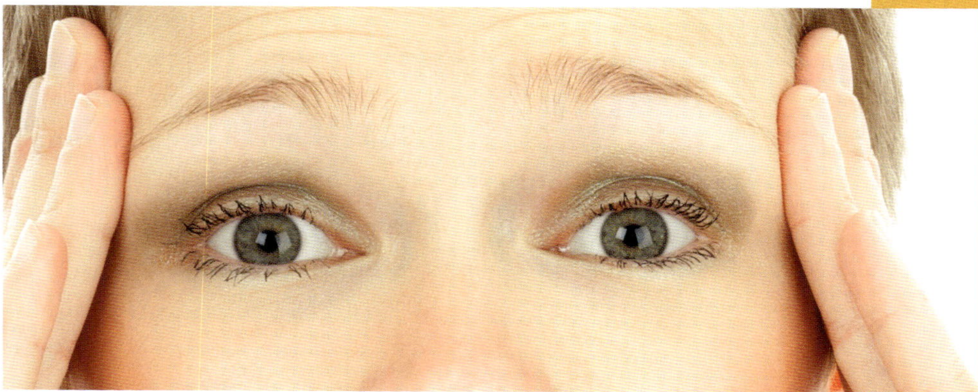

weise der Cortex (Großhirnrinde) kommen dafür in Frage. Eine Befragung von Patienten mit Clusterkopfschmerzen, die diese mit CBD behandelten, ergab, dass etwa jeder Vierte von günstigen Effekten berichtete. Die Wirkung reichte von sehr guter Wirkung bis zu einer Schmerzreduktion um die Hälfte.

Migräne ist als ein primär einseitiger Kopfschmerz bekannt, der in unregelmäßigen Zeitabständen als Migräneanfall auftritt. Die Frequenz der Migräneattacken kann sich bis zu fast täglichen Anfällen steigern. Die Dauer einer Attacke kann sich von wenigen Stunden bis zu drei Tagen erstrecken. Kürzer ausgeprägt sind Migräneanfälle bei Senioren und Kindern. Verbunden sind Migräneattacken vor allem mit einem pulsierenden, als pochend oder auch als stechend empfundenen Kopfschmerz, der zunächst einseitig bleibt, sich dann aber auch auf die andere Kopfseite erstrecken kann. Viele Frauen im gebärfähigen Alter leiden im Kontext der monatlichen Periode unter Migräne. Häufig tritt Migräne hier vor der Periode auf. Die sogenannte klassische Migräne tritt mit einer Aura auf. Bei der Migräneaura handelt es sich um Sehstörungen in Form von Lichtblitzen, die sich etwa 30 Minuten vor einer Attacke manifestieren. Manche Migränepatienten werden von einer Attacke regelrecht ins Bett gezwungen. Sie müssen wegen ihrer großen Licht- und Geräuschempfindlichkeit in einem abgedunkelten Raum in Ruhe den Anfall überstehen.

Die Behandlung von Migräne kann eine sogenannte Akuttherapie und/oder eine Migräneprophylaxe umfassen. Im Mittelpunkt der Therapie steht die Schmerzlinderung. Es kann später auch darum gehen, die Frequenz der Migräneattacken vorsorglich zu senken. Vielfach muss der behandelnde Arzt eine Reihe von verschiedenen Arzneimitteln mit den Migränepatienten austesten, um die Anfallshäufigkeit und die Kopfschmerzen zu lindern.

Im Zuge der Erforschung von Cannabinoiden wie CBD sind Wissenschaftler darauf gestoßen, dass im menschlichen Körper ein System von cannabinoidähnlichen Substanzen und dazugehörigen Rezeptorstellen vorhanden ist. Empfindungen wie Schmerzen werden über Neurotransmitter gesteuert, die bestimmte Signale über die Nervenzellen an das Gehirn senden. Auf diese Weise werden bestimmte körperliche Reaktionen und Empfindungen gesteuert. Das Interessante an den Cannabinoiden aus der Hanfpflanze ist, dass auch sie an bestimmten Rezeptorstellen im menschlichen Körper andocken und sich verbinden. Neurotransmitter spielen eine Schlüsselrolle bei der Auslösung einer Migräneschmerzattacke. Sie führen zu der maßgeblichen Erweiterung der Blutgefäße sowie auch zu Entzündungszuständen, die für die pulsierenden Migräneschmerzen verantwortlich sind. Es gibt im menschlichen Organismus unter anderem zwei natürlich vorkommende Cannabinoide, die zusammen mit den maßgeblichen Rezeptoren die gegenläufigen

Prozesse zur Schmerzlinderung einleiten. Anandamid und 2-Arachidonylglycerin unterdrücken die für den Migräneschmerz verantwortliche Gefäßerweiterung und wirken regulierend auf das Schmerzempfinden ein. Cannabidiol hat eine gewisse Ähnlichkeit mit den genannten Endocannabinoiden. Sie können sich mit verschiedenen Rezeptoren im menschlichen Nervensystem verbinden und dort ebenfalls auf bestimmte Körperzustände wie Schmerz einwirken. Zunächst wurde das für das rauscherzeugende THC festgestellt. Später haben Wissenschaftler erkannt, dass auch CBD im menschlichen Endocannabinoidsystem wirkt. Hier dürfte der Schlüssel dafür liegen, dass CBD-Produkte vielen Migränepatienten dabei helfen können, ihren Schmerz zu lindern.

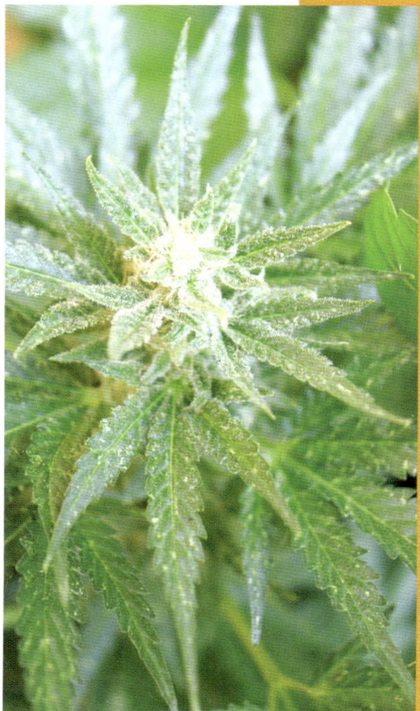

Die wissenschaftliche Erforschung der Wirkung von CBD bei Schmerz ist noch lange nicht abgeschlossen. Die bisherigen Erkenntnisse gehen deshalb noch maßgeblich auf Erfahrungsberichte von CBD-Anwendern zurück. Einzelne Studien geben allerdings bereits deutliche Hinweise darauf, dass sich eine Wirkung von CBD gegen Migräne auch wissenschaftlich belegen lassen wird.

Eine Studie der Skaggs School für Pharmazie und Pharmazeutische Wissenschaften an der Universität von Colorado aus dem Jahre 2016 konnte zeigen, dass CBD vor allem zu einer Verringerung der Attackenfrequenz beitragen kann. Dabei waren die Zahlen signifi-

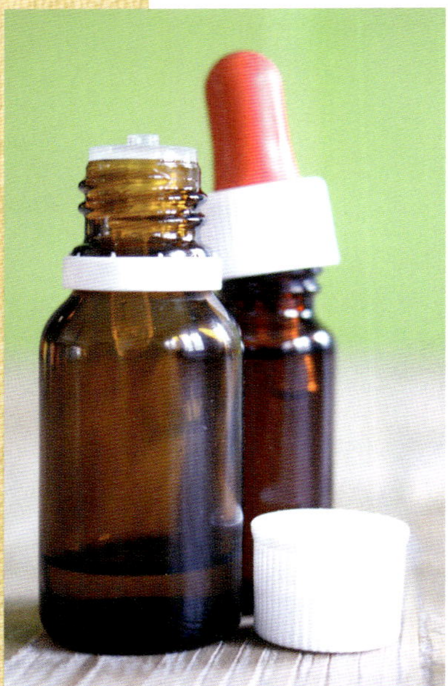

kant. Eine Verringerung der Anfälle pro Monat haben 85 % der Studienteilnehmer bestätigt. Hier öffnet sich möglicherweise auch die Möglichkeit eines prophylaktischen Einsatzes von CBD-Produkten gegen Migräne.

Weitere Studien geben Hinweise darauf, dass auch der Migräneschmerz auf den Einsatz von Cannabinoiden wie CBD ansprechen könnte. Hier wurde die Wirkung verschiedener rauscherzeugender Substanzen auf Migräne untersucht. Obwohl die Erforschung von Cannabinoiden im Zusammenhang mit Migräne noch nicht abgeschlossen ist, sind die ersten Studienergebnisse als positiv zu bewerten. Das entspricht auch den Erfahrungen vieler Anwender von CBD-Produkten gegen ihre Schmerzen und Beschwerden.

Spannungskopfschmerzen können selten oder häufig auftreten oder auch chronisch sein. Typischerweise tritt der Schmerz in beiden Kopfhälften auf und fühlt sich an, als würde der Kopf eingeengt. Die Intensität ist schwach bis mäßig, und der Spannungskopfschmerz kann von wenigen Minuten bis zu mehreren Tagen andauern. Spannungskopfschmerzen können im Gehirn entstehen, sie können aber auch durch Verspannungen im Muskel- und Fasziengewebe als Reaktion auf Stress ausgelöst werden.

Die Datenlage zum Einsatz von Cannabis ist bei dieser Erkrankung noch sehr dünn, es gibt dazu noch keine speziellen Studien. Man vermutet, dass die spasmolytische Wirkung von Cannabidiol (Wirkung gegen Muskelspasmen) möglicherweise auf den Spannungskopfschmerz übertragen werden könnte. Der Gedanke dahinter ist, dass Spannungskopfschmerzen häufig durch muskuläre Verspannungen und Stress getriggert werden und die entspannende Wirkung von Cannabidiol hier hilfreich sein könnte.

Medikamenteninduzierte Kopfschmerzen entstehen durch die langfristige Verwendung bestimmter Medikamente. Interessanterweise können auch Medikamente, die ursprünglich gegen Kopfschmerzen eingenommen werden, nach längerer Einnahmedauer wiederum zu Kopfschmerzen führen. Medikamenteninduzierte Kopfschmerzen sind chronisch. Sie treten an mehr als 15 Tagen pro Monat auf. Cannabidiol kann auch gegen diese Schmerzen hilfreich sein.

CBD und Erkrankungen des Bewegungsapparats

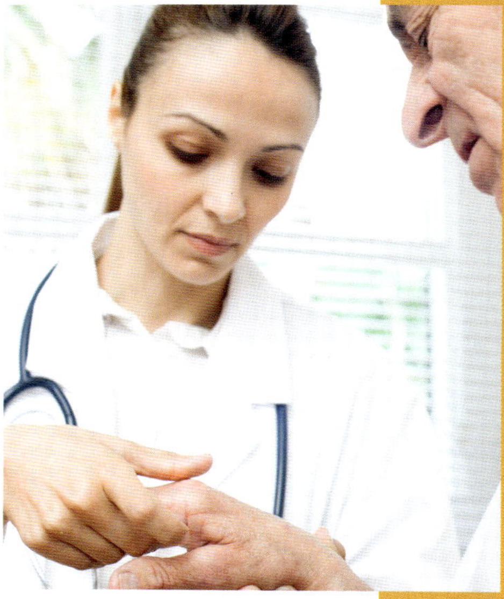

Arthrose ist der Oberbegriff für verschiedene Erkrankungsformen, bei der es zur Beschädigung eines oder mehrerer Gelenke gekommen ist. Gemeinsam ist allen Formen der Krankheit, dass die Knorpelschicht der Gelenke dabei schrittweise zerstört wird. Deshalb ist hier auch von **degenerativen Gelenkveränderungen** die Rede. Die Beweglichkeit der betroffenen Gelenke wird zunehmend eingeschränkt, es kommt teilweise zu akuten Schüben von Entzündungen, zu Schwellungen und vor allem zu Schmerzen. Häufig weisen die Gelenke von Knien, Hüften und Händen arthrotische Veränderungen auf, prinzipiell kann aber jedes Gelenk betroffen sein. Mit der Zeit verschlimmern sich die Gelenkveränderungen und dadurch nehmen die Beschwerden und die Schmerzen zu. Man unterscheidet ein **Früh- und ein Spätstadium der Arthrose**. Die Erkrankung ist weit verbreitet.

Je nach Ursache für die Erkrankung können Gelenkveränderungen auch bereits in früheren Lebensjahren auftreten.

In Betracht kommen hier beispielsweise

- die mechanische Überlastung von Gelenken etwa durch Übergewicht oder einseitige körperliche Tätigkeiten.
- Veränderungen im Stoffwechselbereich und körperlichen System des Erkrankten. Hier sind etwa Erkrankungen angesiedelt, die mit einer Überfunktion des Immunsystems zu tun haben. Dementsprechend ist die rheumatoide Arthritis eine entzündliche Form arthrotischer Veränderungen, bei der Körpergewebe vom körpereigenen Immunsystem angegriffen wird.
- Die langanhaltende Cortisonanwendung führt zu Osteoporose und wirkt sich sekundär auf die Struktur der Gelenke aus.

Während die Arthrose als Oberbegriff für die Gelenkveränderungen gilt, bezeichnet die **Arthritis** eine aktivierte, entzündliche Form der Erkrankung.

Typischerweise zielt die Arthrosebehandlung zunächst darauf ab, Schmerzen zu lindern. Es ist nicht in allen Fällen möglich, den Fortgang des Gelenkverschleißes zu verlangsamen oder zu unterbrechen. Insbesondere bei den rheumatoiden Formen schreitet die Krankheit schubweise fort. Hier kommen neben klassischen Schmerzmitteln Cortison und Arzneimittel zur Anwendung, die auf die Immunreaktion des Körpers einwirken. In manchen Fällen werden Gelenke operativ ersetzt. Dies ist beispielsweise besonders beim Hüftgelenk verbreitet. Klassische Behandlungsformen bei Arthrose haben oft starke Nebenwirkungen. Das gilt für bestimmte Schmerzmittel ebenso wie für Cortison. Operative Eingriffe bei Gelenkverschleiß glücken nicht immer. Bei vielen Betroffenen bleibt die Funktion auch des ersetzten Gelenkes am Ende eingeschränkt.

Es sind vor allem die Nebenwirkungen bei der Schmerzlinderung, die viele Menschen mit Arthrose nach natürlichen Behandlungsalternativen suchen lassen. Hier kommt CBD ins Spiel. Es lindert nach Meinung vieler Anwender die Beschwerden bei Entzündungen und Schmerzen. Auch wissenschaftliche Studien bestätigen zunehmend die Möglichkeiten von Cannabidiol.

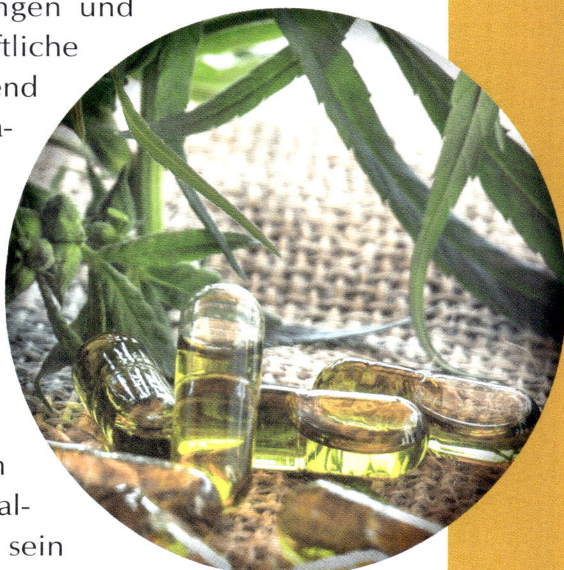

Die wissenschaftliche Erforschung von CBD im Zusammenhang mit Arthrose steht noch am Anfang. Dabei konnten verschiedene Studien bereits zeigen, dass CBD bei chronischen Schmerzen eine natürliche Behandlungsalternative und -unterstützung sein kann. Außerdem belegen erste wissenschaftliche Studien im Bereich der rheumatoiden Arthritis ein großes Potential von Cannabinoiden wie CBD. Dabei wird zunehmend erkannt, welche Mechanismen hinter den positiven Effekten bei Cannabidiol stehen. Nach derzeitigem Wissensstand kann CBD sowohl auf die Schmerzzustände als auch die Entzündungen einwirken.

CBD-Öl und hochdosierte CBD-Paste könnte bei Arthrose und Arthritis eine natürliche ergänzende Behandlungsalternative sein. Um den Schmerz- und Entzündungsprozess positiv zu beeinflussen, sind höher dosierte CBD-Öle angesagt. Bei massiver Schmerzsymptomatik eignet sich eine hochdosierte CBD-Paste hervorragend zur inneren Anwendung. Die abendliche Anwendung erfolgt mit CBD-Zäpfchen. Zur äußeren Anwendung sind besonders CBD-Schmerz- und CBD-Massageöle geeignet. Viele Anwender sind der Meinung, dass Cannabidiol ihnen dabei helfen kann, nebenwirkungsreiche andere Arzneimittel zu reduzieren. Je nach Schweregrad der Arthrose kann es sinnvoll sein, die Anwendung von CBD-Öl oder CBD-Paste mit dem behandelnden Arzt abzusprechen.

Die Bezeichnung **Rheuma** ist der Oberbegriff für etwa 100 verschiedene rheumatische Erkrankungen. Mediziner fassen im sogenannten rheumatischen Formenkreis unterschiedliche degenerative Erkrankungen vornehmlich des Bewegungsapparates zusammen. Dabei werden unter anderem eine Reihe von Autoimmunerkrankungen, die sogenannten entzündlich-rheumatischen Erkrankungen, beschrieben. Sie sind häufig das, was sich Laien unter Rheuma vorstellen, weil sie sehr bekannt sind. Bei einer Autoimmunerkrankung greift der menschliche Organismus Bereiche im eigenen Körper an. Er geht gegen diese Körperbereiche vor,

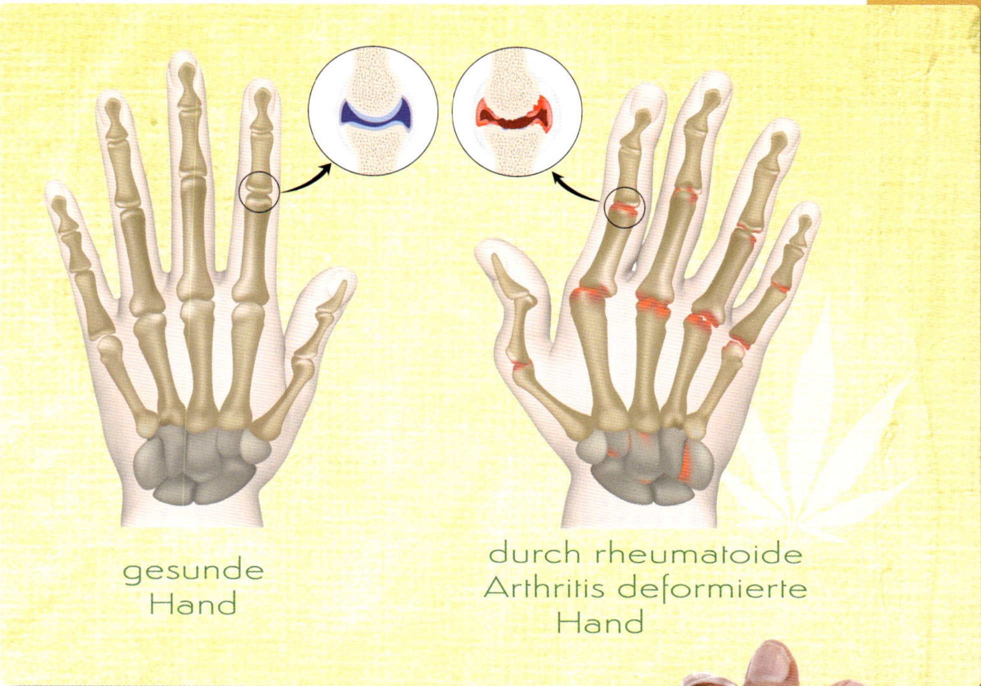

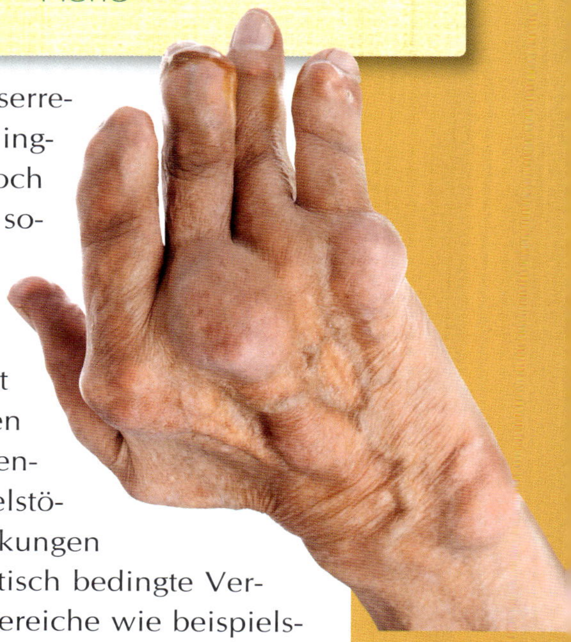

als seien sie körperfremde Krankheitserreger. Es gibt neben den autoimmunbedingten rheumatischen Erkrankungen noch weitere Rheumaerkrankungen. Das sogenannte Weichteilrheuma, chronische Knochenerkrankungen wie die Osteoporose sowie einige Stoffwechselstörungen, die ebenfalls mit rheumatischen Symptomen verbunden sind. Meist treten etwa im Zusammenhang mit Gicht (einer Stoffwechselstörung) rheumatypische Gelenkerkrankungen auf. Rheumaschmerzen und rheumatisch bedingte Veränderungen betreffen auch andere Bereiche wie beispielsweise die Haut, die Lunge oder das Herz. Außerdem gehen Erschöpfungszustände und andere Befindlichkeitsstörungen vielfach auf Rheuma zurück. Rheumapatienten können von ihren Beschwerden im Alltag sehr eingeschränkt werden. Das gilt insbesondere, wenn die Beschwerden zunehmend im weiteren Verlauf mit degenerativen Veränderungen zum Beispiel an Gelenken und Knochen einhergehen.

Bei vielen Rheumaformen sind die genauen Ursachen bis heute weitestgehend unbekannt. Beispielsweise erkrankt mancher Jugendliche bereits an einer spezifischen Form von Rheuma. Die weitaus überwiegenden Symptome bei Rheumaerkrankungen sind Schmerzen in Gelenken, Bändern, Sehnen und in der Muskulatur. Erkrankte müssen sich daher regelmäßig mit akuten entzündlichen Schüben auseinandersetzen, der Arthritis. Gelenkrheuma ist häufig auch mit Müdigkeit und Erschöpfung verbunden. Grundsätzlich kann der ganze Körper unter der Erkrankung leiden.

Häufig dauert es lange, bis eine zutreffende Diagnose gestellt werden kann. Das gilt insbesondere für die autoimmunbedingten Rheumaformen. Alle Arzneimittel, die gegen Rheuma eingesetzt werden, können erhebliche Nebenwirkungen erzeugen. Beispielsweise kann es im Zusammenhang mit der Anwendung der NSAR zu Magenblutungen und Nierenschädigungen kommen. Auch Cortison ist meistens mit vielfältigen Nebenwirkungen verbunden.

Viele Menschen, die bereits jetzt CBD-Produkte als alternative Behandlungsform bei Rheuma entdeckt haben, sehen vor allem zwei Wirkbereiche:

- Sie können antientzündlich wirken.
- Sie werden als schmerzlindernd empfunden.

Auch Mediziner und Wissenschaftler bestätigen zunehmend diese Wirkungen.

Der mögliche Einsatz von Cannabinoiden bei chronischen Rheumaschmerzen wird schon eine Weile beforscht. Schon im Jahr 2000 konnten Forscher aus Großbritannien mögliche Effekte bei Knieschmerzen nachweisen. Ebenso konnte eine Studie aus dem Jahr 2016 Effekte bei der Anwendung von CBD bei Gelenkentzündungen sowie arthritischen Schmerzen bestätigen. In Kanada konnte gezeigt werden, dass Beschwerden im Zusammenhang mit der Fibromyalgie auf Cannabidiole ansprechen. Die Fibromyalgie ist eine rheumatische Erkrankung, bei der es zu Schmerzen im ganzen Körper und zu einer intensiven Erschöpfung kommen kann.

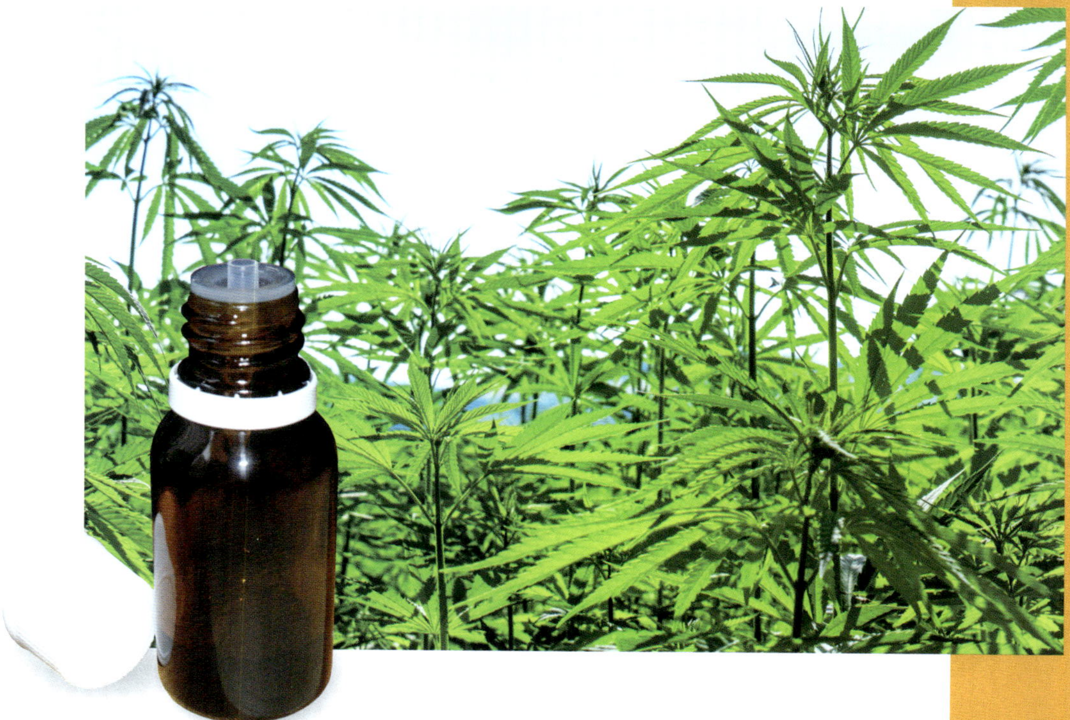

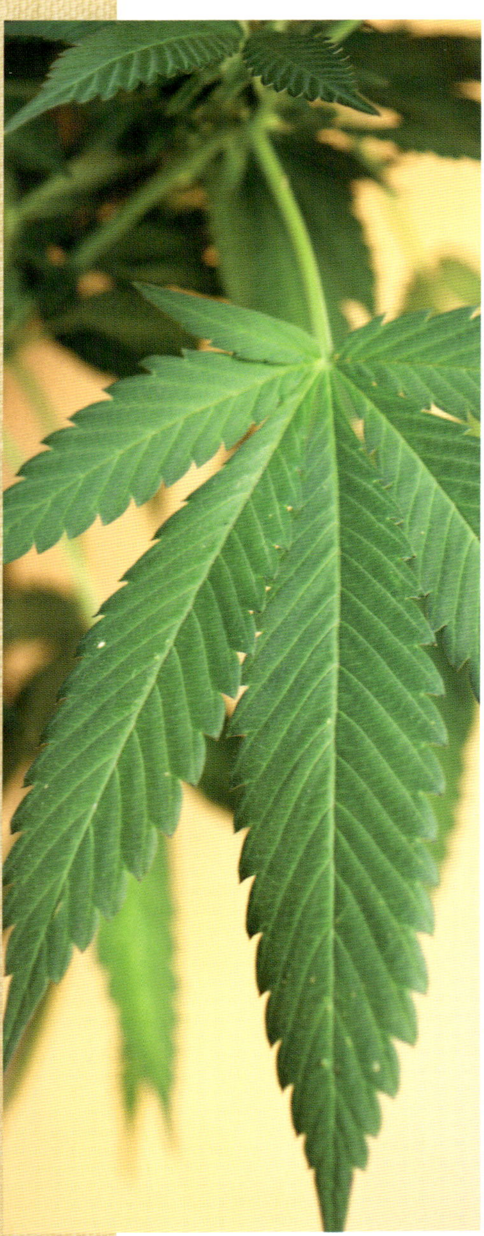

Viele Studien zu rheumatischen Erkrankungen befassten sich intensiv mit THC-haltigem medizinischen Cannabis. Immer mehr Anwendererfahrungen zeigen aber positive Effekte von CBD-haltigem Öl gerade gegen Rheumaschmerzen. Das Öl hat auch den Vorteil, dass es von den Betroffenen einfach selbst angewendet werden kann. Die orale Anwendung von CBD-Ölen oder CBD ergänzt die äußere Anwendung und wirkt bei starken Schmerzen während des Schlafes entlastend.

Derzeit sind im Zusammenhang mit Rheuma und Rheumaschmerzen noch nicht alle Aspekte einer alternativen Behandlung mit CBD abschließend erforscht. Allerdings könnten sich hier einige Möglichkeiten für Rheumapatienten ergeben:

- Möglicherweise könnte die Zahl an nebenwirkungsreichen Arzneimitteln gegen Rheumaschmerzen reduziert werden, wenn ein CBD-Öl oder eine CBD-Paste zusätzlich angewendet wird.

- Die Dosierung eines hochwertigen CBD-Öls, das gut standardisiert ist, kann bei Rheumaschmerzen angemessen und leicht vorgenommen werden.
- Die Lebensqualität, der von Rheuma geplagten Patienten könnte verbessert werden.
- Die äußerliche Anwendung von CBD-Schmerz- und CBD-Massageölen kann rasch Linderung verschaffen.

Gerade beim entzündlichen Gelenkrheuma sollten Patienten einen Versuch mit einem hochwertigen CBD-Öl oder einer hochkonzentrierten CBD-Paste wagen. CBD kann eine Möglichkeit sein, besser mit der Erkrankung fertigzuwerden. Denken Sie dabei auch an die potentiellen Nebenwirkungen der klassischen Rheumabehandlung. Nach bisherigem Kenntnisstand sind mit der Anwendung von CBD keine Nebenwirkungen verbunden.

Die Diagnose **Osteoporose** bedeutet für den Patienten, dass sich die Knochenmasse verringert hat und die Knochen instabiler werden. Der Körper baut Knochenzellen ab und produziert zu wenig neue Knochenzellen. Daher wird die Krankheit auch Knochenschwund genannt.

Die porösen Knochen weisen eine geringere Dichte auf als gesunde. Menschen, die an der Erkrankung leiden, ziehen sich leichter Frakturen zu. Osteoporose ist zumeist eine altersbedingte Erkrankung, die zu Deformationen der Knochen und der Skelettstruktur führen kann. Die Osteoporose begünstigende, zumindest aber beeinflussende Faktoren sind Bewegungsmangel, regelmäßige Fehlernährung, Östrogenmangel, Rauchen, das Trinken von Alkohol und Koffein sowie die Einnahme von Kortison.

Da in den Knochen auch Cannabinoidrezeptoren vorhanden sind, wäre vielleicht CBD eine denkbare Hilfe zur Behandlung der Osteoporose. Beide bekannten Rezeptoren des Endocannabinoidsystems sind im Knochengewebe aufgefunden worden. Dies legt nahe, dass das System Einfluss auf die Knochengesundheit nehmen kann. Der CB2-Rezeptor befindet sich vorwiegend in resorbierenden und in bildenden Zellen. Dort erfüllt er regulatorische Funktionen bei den Stoffwechselprozessen der Knochen. CBD ist ein CB2-Agonist und kann somit die Funktion des Rezeptors beeinflussen. Das bedeutet, dass es die Knochenresorption reduzieren und die Knochenbildung anregen kann. Somit wirkt CBD dem üblichen Krankheitsverlauf entgegen und hält die Knochenmasse und -dichte stabil. CBD kann aber auch die CB1-Rezeptoren aktivieren, um die Produktion von Noradrenalin zu hemmen. Die chemische Verbindung Noradrenalin kann sich negativ auf die Knochenbildung auswirken.

Französische Forscher konnten nachweisen, dass Knochengewebe mehr Endocannabinoide enthält als das menschliche Gehirn. Dementsprechend groß wird der Einfluss von Cannabinoiden auf die Stoffwechselprozesse in den Knochen sein. Im Jahr 2015 legte eine Studie dar, dass die maximale Belastbarkeit der Knochen von Mäusen deutlich zunimmt, wenn sie mit CBD behandelt wurden. Ebenfalls fand man dabei heraus, dass das Cannabinoid die Knochenheilung begünstigt und beschleunigt. In Bezug auf Osteoporose hat sich gezeigt, dass CBD gut zur Prophylaxe eingesetzt werden kann. Der Einsatz eines CBD-Produktes kann den Krankheitsverlauf verlangsamen und die Symptome lindern. CBD beeinflusst sowohl den Knochenstoffwechsel als auch Liganden zu Gunsten der Knochengesundheit. Liganden sind Proteinverbindungen, die am Knochenumbau beteiligt sind.

Wenn man die Cannabinoidrezeptoren in den Knochen regelmäßig mit CBD aktiviert und stimuliert, kann man damit die Wahrscheinlichkeit erhöhen, die Knochengesundheit lange aufrechtzuerhalten. Der regelmäßige Einsatz von CBD kann die Stoffwechselvorgänge in den Knochen auch schon prophylaktisch verbessern und die Stabilität und Flexibilität der Knochen erhalten. Ein kräftiger Mensch benötigt eine höhere Dosis als ein zierlicher, ein Vollspektrum-CBD-Produkt wirkt besser als isoliertes CBD allein. Durch den Entourageeffekt sind – wie bereits erwähnt – auch andere Cannabinoide, Terpene und sekundäre Pflanzenstoffe in diesen Produkten vorhanden.

CBD und chronisch-entzündliche Darmerkrankungen (CED)

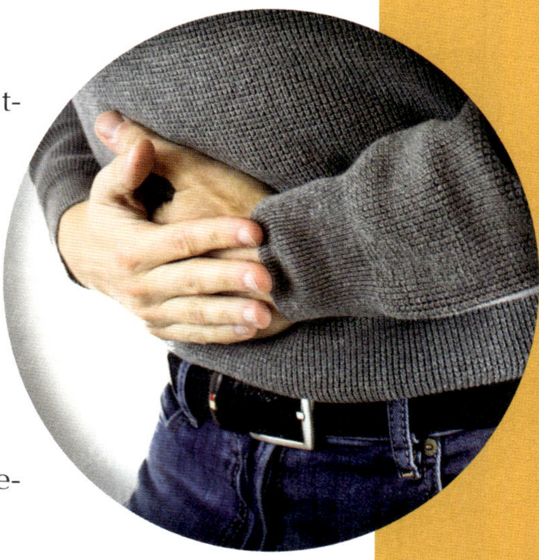

Patienten, die an einer chronisch-entzündlichen Darmerkrankung (CED) leiden, tun dies mit dem Wissen, dass die Krankheit nicht geheilt werden kann – zumindest noch nicht. Unterteilt in zwei Arten von Krankheiten, können sowohl **Morbus Crohn** als auch **Colitis ulcerosa** zu starken Beschwerden, Durchfall, Müdigkeit und ungeplantem Gewichtsverlust führen.

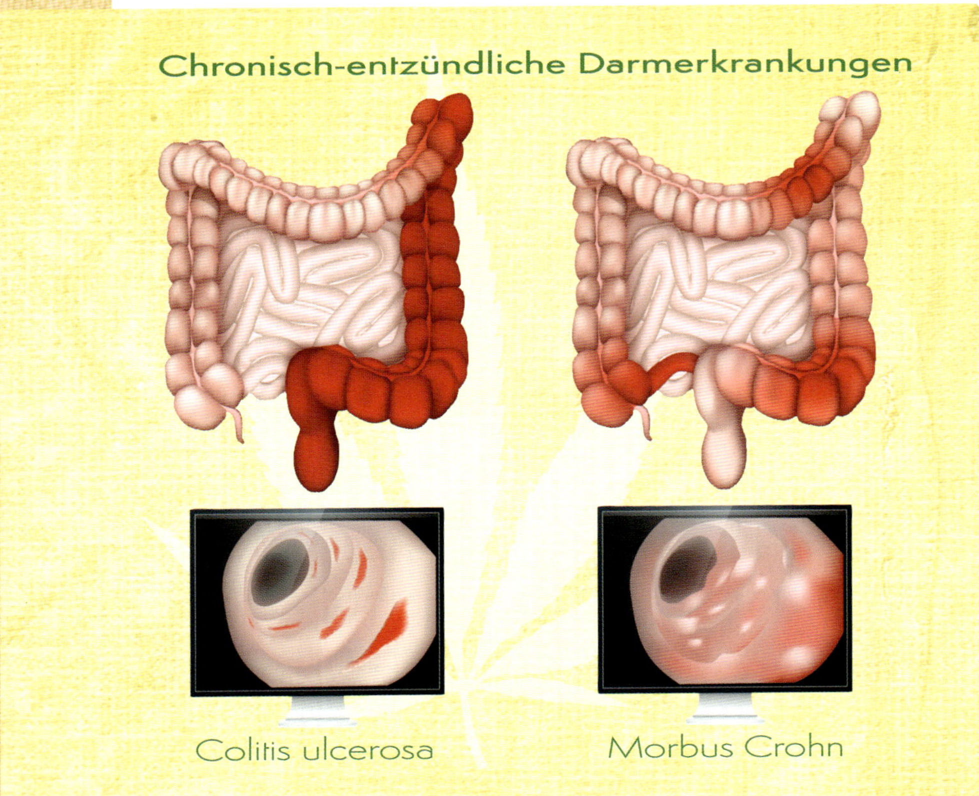

Die Auswirkungen von CED betreffen nicht nur den physischen Körper. Betroffene fühlen sich oft isoliert und allein, da die Symptome viele Menschen daran hindern, sich frei zu sozialisieren und Alltagsaktivitäten nachzugehen. Leider sind Jugendliche und Kinder eine der am stärksten betroffenen Gruppen innerhalb der Bevölkerung. Etwa ein Viertel aller mit CED diagnostizierten Patienten ist unter 20 Jahre alt.

Da diese Erkrankungen nicht geheilt werden können, zielt deren Behandlung auf eine Verringerung der Anfallshäufigkeit der Schübe und des Schweregrads der Symptome ab.

Ein äußerst vielversprechender Forschungsbereich befasst sich mit der Behandlung von CED mit Cannabidiol. Gegenwärtig werden Medikamente verwendet, die die Reaktion des Immunsystems verlangsamen oder reduzieren sollen. Dies kann zwar funktionieren, bleibt jedoch nicht ohne erhebliche Nebenwirkungen. Im Vergleich dazu sind die Nebenwirkungen von medizinischem Cannabis im Allgemeinen gut verträglich und weniger schwerwiegend als die von verschiedensten Arzneimitteln.

Laut einem Beitrag im *Journal of Clinical Investigation* schützt unser Endocannabinoidsystem vor Entzündungen im Dickdarm. Die Autoren zogen daraus den Schluss, dass das ECS intrinsisch mit den biologischen Prozessen in Zusammenhang steht, die bei einer Entzündung im Dickdarm ablaufen. Durch die Modulation einer Reaktion des Endocannabinoidsystems konnten Muskelreizungen reduziert werden, die durch Entzündungen hervorgerufen wurden. Eine weitere Studie unterstützte auch das Konzept, dass unser ECS eine wichtige Rolle bei Magen-Darm-Funktionen spielt. Die Ergebnisse zeigten, dass das Endocannabinoid Anandamid (AEA) verwendet werden kann, um den Darm vor Entzündungen zu schützen. Die Forscher räumten ein, dass „obwohl die Ergebnisse vielversprechend waren, weitere Studien erforderlich seien, um die Rolle der Cannabinoidstoffwechselwege bei Darmentzündungen näher zu bestimmen.“ CBD wird aufgrund seiner unglaublich niedrigen Toxizität als therapeutische Behandlungsform bevorzugt. In einer Studie, die bei an Morbus Crohn erkrankten Menschen durchgeführt wurde, erhielt jeder Teilnehmer entweder CBD und Olivenöl oder nur Olivenöl. Beide Gruppen wurden gebeten, acht Wochen lang zweimal täglich 5 mg einzunehmen. Nach der achtwöchigen Studie erwies sich CBD als sicher, konnte die Symptome von MC jedoch nicht reduzieren.

Bedeutet das nun, dass man CBD nicht zur Behandlung von chronisch-entzündlichen Darmerkrankungen einsetzen kann (im Vergleich zu medizinischem Cannabis)? Nicht ganz. Die Dosierung, die in dieser Studie verwendet wurde, war unglaublich niedrig. Was diese Forschung nahelegt, ist, dass die Dosierung ein wichtiger Faktor bei der Analyse der Beziehung zwischen Cannabinoiden und CED ist. Die Forscher des Meir Medical Center erkannten diese bedeutende Tatsache ebenfalls. Sie kamen zu dem Schluss, dass weitere Studien erforderlich sein würden, um die spezifischen Cannabinoide und die optimale Dosis zu bestimmen, „um die positiven Wirkungen zu maximieren". Bekannt ist, dass CBD eine „Reduzierung der Krankheitsaktivität" und „eine Verringerung der Verwendung anderer Medikamente" mit sich bringt.

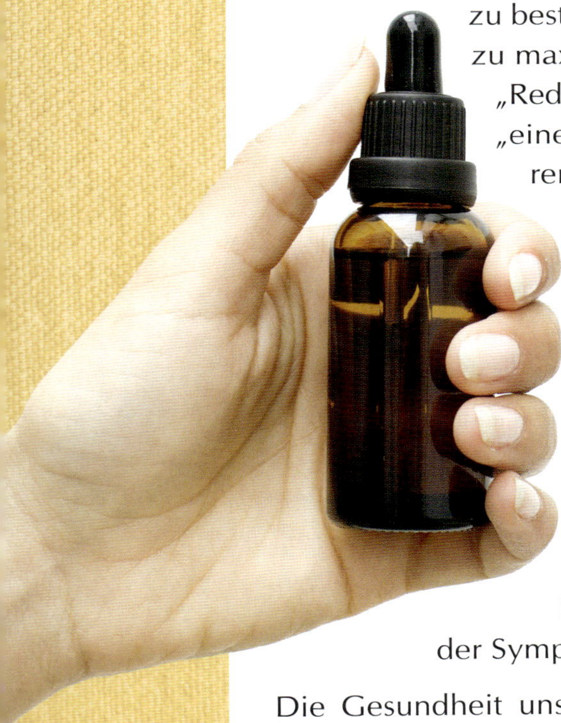

Ein gutes Bauchgefühl ist nicht nur im übertragenen Sinne wichtig: Dass der Verdauungstrakt reibungslos funktioniert, ist essenziell für das allgemeine Wohlbefinden. Doch gerade hier liegt ein Problem: Schätzungen zufolge erleben 29 % der europäischen Bevölkerung wiederkehrende **Verdauungsstörungen**.

Könnten CBD-Produkte zur Linderung der Symptome beitragen?

Die Gesundheit unseres Darmtraktes ist nicht allein unsere Angelegenheit, sondern auch die von Billionen Mikroorganismen. Ihre Aufgabe ist es, die Verdauung zu unterstützen, potentielle Gifte zu neutralisieren, Vitamine zu bilden und mit dem Immunsystem zu kommunizieren. Ist die Bakterienbesiedlung im Darm dagegen krankhaft gestört, können chronische Darmentzündungen und sogar psychische Krankheitsbilder die Folge sein: Tierversuche zeigten bereits, wie die Veränderung der Darmflora eine erhöhte Ängstlichkeit und die Neigung zu Depressionen mit sich bringt. Auch bei Patienten mit einer posttraumatischen Belastungsstörung entdeckte man Veränderungen im Vorkommen spezieller Darmbakterien. Kein Wunder also, dass unser Darmtrakt von einigen Wissenschaftlern auch als „Darmhirn" bezeichnet wird. Ein Bauchgefühl wäre demnach kein vages Empfinden, sondern unter Umständen das Resultat der kollektiven Intelligenz von Billionen Darmbakterien.

Das menschliche Endocannabinoidsystem erstreckt sich auch auf unsere Verdauungsorgane. Mehrheitlich befinden sich CB1-Rezeptoren in Magen und Darm und ermöglichen dort, dass (Endo)-Cannabinoide Appetit und Sättigung steuern. Wir wissen, dass auch vereinzelt CB2-Rezeptoren im Verdauungssystem vorkommen. Darüber hinaus beeinflussen sie die Motilität, d.h. die Bewegungen, welche unsere Nahrung durch den Verdauungstrakt manövrieren. Schließlich könnte sich das antientzündliche Potential mancher Cannabinoide positiv auf die Darmschleimhaut auswirken und in Wechselbeziehung mit einer gesunden Darmflora stehen.

Eine bekannte chronische Darmerkrankung ist das **Reizdarmsyndrom**. Über seine Ursache sind sich Mediziner bis heute im Unklaren – seine Symptome beeinträchtigen dennoch stark die Lebensqualität der Betroffenen: Durchfall, Blähungen, Krämpfe und Verstopfung sind die Folge. Stress, eine Unverträglichkeit gegenüber bestimmten Nahrungsmitteln oder die Einnahme von Hormonpräparaten wie der „Pille" können hier schubartige Beschwerden auslösen.

Aktuell arbeiten Wissenschaftler an einer Theorie, welche die chronischen Schmerzen beim Reizdarmsyndrom, die kaum auf äußere Faktoren zurückgeführt werden können, durch einen Mangel an Endocannabinoiden erklärt (Clinical Endocannabinoid-deficiency Syndrome). Hier könnte sich eine Zufuhr von pflanzlichen Cannabinoiden wie CBD eventuell positiv auswirken und schmerzhafte Beschwerden reduzieren. Diese These stützen zahlreiche Erfahrungsberichte von Reizdarmpatienten, deren Lebensqualität CBD steigern konnte.

CBD und Zivilisationskrankheiten

Bluthochdruck ist ein weitverbreitetes Gesundheitsproblem. In den letzten Jahren rückte auch hier Cannabidiol in den Fokus der Wissenschaft. Tatsächlich birgt CBD ein großes Potential als zukünftiges Heilmittel gegen Bluthochdruck. Mittlerweile werden viele Anwendungsbeobachtungen durchgeführt, wie CBD bei Bluthochdruck wirkt. Laut aktuellem Wissensstand bietet CBD eine Reihe positiver Effekte:

- CBD erweitert die Gefäße und entlastet das Herz.
- CBD macht periphere Blutgefäße flexibler.
- Der Blutdruck wird durch die Einnahme von CBD gesenkt.

- Durch CBD wird die Körpertemperatur um 0,5 Grad Celsius reduziert.
- CBD wirkt stressreduzierend auf den Körper.
- CBD hemmt Entzündungen.
- CBD hemmt Gefäßverkalkungen.

Zudem kann CBD vorbeugend gegen Bluthochdruck eingesetzt werden. Denn bei Bluthochdruck besteht die Gefahr, eine der folgenden Erkrankungen zu erleiden:

- Atherosklerose,
- Schlaganfall,
- Herzinfarkt,
- Herzversagen,
- Nierenversagen,
- Aortenaneurysma,
- andere Gefäßkrankheiten.

Wenn Sie Ihren Blutdruck senken möchten oder vorbeugend etwas gegen Bluthochdruck tun wollen, können Sie in Absprache mit Ihrem Arzt CBD mit Ihrer Medikation kombinieren. Empfehlenswert ist eine regelmäßige Einnahme von CBD, wie beispielsweise in Form eines Öls, das reich an Mineralstoffen und Vitaminen ist und viele Substanzen enthält, die Ihr Körper nicht selbst produziert. Interessant ist im CBD-Öl das Beta-Carotin. Dieser Inhaltsstoff schützt vor Herz-Kreislauf-Erkrankungen und Arterienverkalkungen. Eine Dosie-

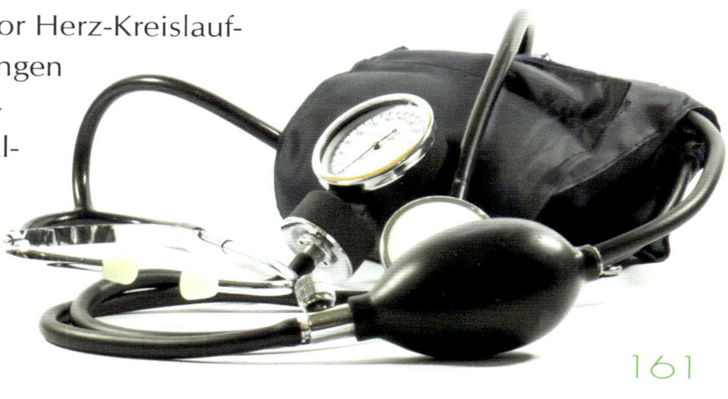

rung sollte immer mit dem behandelnden Arzt abgesprochen werden. Bei einer langfristigen Einnahme von CBD kann der Blutdruck dauerhaft und stabil gesenkt werden, was das Herz-Kreislauf-System entlastet und das Risiko von lebensbedrohlichen Folgeerkrankungen minimiert.

CBD-Öl und CBD-Pasten verursachen kaum Nebenwirkungen, da aber jeder Körper anders auf Substanzen reagiert, kann es gelegentlich zu Durchfall oder Schläfrigkeit kommen. Die Einnahme während der Schwangerschaft und Stillzeit wird nicht empfohlen. Auch sollte ein CBD-Konsum bei der Einnahme anderer Medikamente, wie Magensäureblockern oder Benzodiazepinen, unbedingt vorher mit dem Arzt abgesprochen werden, um die Wirkung der Medikation nicht negativ zu beeinflussen.

In zahlreichen Studien konnten gewisse positive Eigenschaften von CBD festgestellt werden, die mit dem sofortigen Senken des Bluthochdrucks durch die gefäßerweiternden Eigenschaften und einigen weiteren positiven Effekten auf den menschlichen Körper einhergehen. Da bisher kaum Nebenwirkungen von CBD festgestellt werden konnten, kann die Einnahme bei einer angepassten Dosierung relativ bedenkenlos erfolgen.

Bewegungsmangel, Übergewicht und eine unausgewogene Ernährung sind vor allem in den Industrieländern ein zunehmendes Problem. Die „Zuckerkrankheit" verbreitet sich immer rasanter. Zwar können **Diabetiker** ein nahezu beschwerdefreies Leben führen, sofern sie sich behandeln lassen und ihre Lebens- und Ernährungsweise konsequent umstellen, dennoch kann es zu schweren Folgeerkrankungen kommen.

In vielen Fällen kann CBD den Diabetespatienten bei der Linderung ihrer Symptome helfen und Heilungschancen verbessern. In jedem Fall aber kann CBD ein wirksames Mittel zur Diabetesprophylaxe sein. Um zu verstehen, wie sich die Einnahme von CBD bei Diabetes Typ 2 auswirkt, muss man zunächst die zwei Typen voneinander differenzieren.

Ein Typ-1-Diabetes bedeutet die lebenslange Abhängigkeit von der äußeren Insulinzufuhr. Die eigene Bauchspeicheldrüse des Patienten kann den chemischen Botenstoff nicht mehr selbst produzieren. Beim Typ-2-Diabetes ist die Ursache hingegen eine gestörte Insulinwirkung an den Zellen. Nach einer Mahlzeit schüttet die Bauchspeicheldrüse Insulin aus. Liegt ein Typ 2 vor, so reagieren die Zellen entweder nicht ausreichend oder gar nicht auf das Insulin, da sie resistent geworden sind.

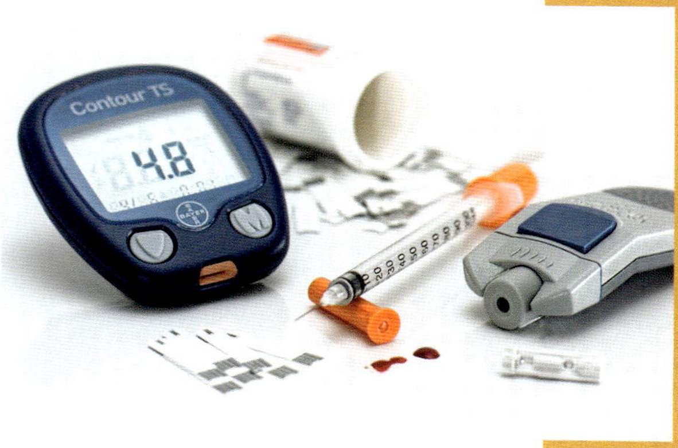

Ein Typ-2-Diabetes ist zunächst einmal etwas weniger gravierend. Die Bauchspeicheldrüse produziert zwar Insulin, dieses hat aber einen verminderten Effekt. Um das auszugleichen, wird noch mehr Insulin produziert, bis die Bauchspeicheldrüse dies nicht mehr leisten kann und die Produktion ganz oder teilweise einstellt. Tatsache ist, dass das Gewebe nicht mehr richtig auf Insulin reagiert. Man bezeichnet diesen Zustand als Insulinresistenz. Wenn es so weit kommt, unterscheiden sich die zwei Typen der Diabeteserkrankung nicht mehr wesentlich. Insulin muss dann von außen zugeführt werden. Es drohen Folgeschäden wie zum Beispiel Erblinden, Organversagen, Amputationen von Gliedmaßen.

Im Gegensatz zum Typ-1-Diabetes kann man beim Typ 2 wesentlich besser Einfluss auf die Erkrankung und ihren Verlauf nehmen. Dies geschieht am besten durch Anpassen der Lebensweise. Eine ausgewogene Ernährung, das Vermeiden von Übergewicht und ausreichend Bewegung und Sport reduzieren das Risiko einer Erkrankung signifikant. Auch bei der Behandlung der akuten Diabeteserkrankung hilft der gesunde Lebensstil enorm.

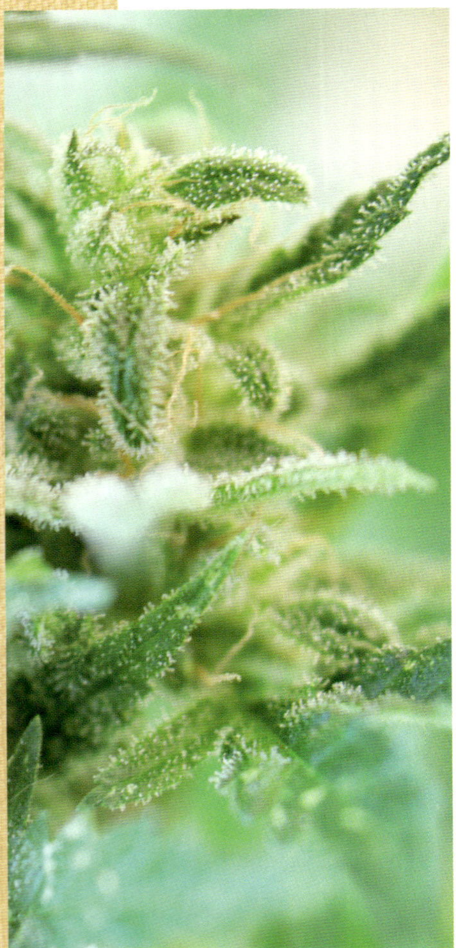

CBD ist in beiden Fällen eine hervorragende Ergänzung, ob es nun um die Prophylaxe oder die Einflussnahme auf den Krankheitsverkauf geht. Ziele der Verwendung von CBD sind der Schutz gesunder Zellen zum Erhalt der Insulinproduktion, die Reduktion der Schäden an Blutgefäßen und die Unterstützung der Bauchspeicheldrüse bei der Regeneration der Zellen und ihrer Funktionen. Die entzündungshemmenden Eigenschaften von CBD können langfristig die Regulierung des Blutzuckergehaltes unterstützen. Im Gewebe eines Diabetikers selbst spielt sich ein chronischer Entzündungsprozess ab, den man als „Silent Inflammation" bezeichnet. Das Gewebe ist dabei chronisch übersäuert und hier kommt die zellschützende (antioxidative) Eigenschaft von CBD ebenfalls zum Tragen. Beim Typ-2-Diabetes besteht also eine Chance, dass man eines Tages auf Insulin verzichten könnte.

Die **DRP (Mikroangiopathie der Netzhaut)** ist in den Industrieländern die Hauptursache für Erblindungen im mittleren Lebensalter. Nahezu alle Diabetiker sind im Laufe ihres Lebens von ihr betroffen. Es wird angenommen, dass oxidativer Stress sowie verschiedene entzündungsfördernde Immunreaktion beim Absterben der Netzhautzellen eine bedeutende Rolle spielen.

Forscher des Departments of Pharmacology and Toxicology Georgia verabreichten diabetischen Laborratten im Jahr 2006 das Cannabinoid CBD. Nach der Behandlung zeigte sich, dass sich die Neurotoxizität und der oxidative Stress bei den Tieren reduziert hatten. Zudem reduzierte sich die Konzentration des Tumornekrosefaktors-α. Hierbei handelt es sich um eine Substanz, die an der Entzündungsreaktion beteiligt ist und vor dem Absterben der Netzhautzellen schützt.

Im Jahr 2010 führten Wissenschaftler des Departments of Ophthalmology, ebenfalls vom Medical College of Georgia, aus, dass die Behandlungsmöglichkeiten für eine DRP begrenzt seien. Die Entdeckung neuer molekularer Einheiten mit adäquater klinischer Aktivität für die diabetische Retinopathie bleibe daher eine der wichtigsten Forschungsprioritäten in der Augenheilkunde. Man konzentrierte sich damals auf die therapeutischen Wirkungen von Cannabidiol (CBD) als neuartige therapeutische Modalität in der Augenheilkunde, basierend auf systematischen Studien in Tiermodellen von entzündlichen Netzhauterkrankungen einschließlich diabetischer Retinopathie. Ein besonderer Schwerpunkt lag dabei auf neuartigen Mechanismen, die präklinisch die pharmakologische Aktivität von CBD beleuchten sollten. Diese umfassten ein Selbstverteidigungssystem gegen Entzündungen und Neurodegeneration.

Diabeteserkrankungen sind in ihrer Gefährlichkeit nicht zu unterschätzen. Nur die Einnahme von CBD allein wird bei einer ungesunden Lebensweise keinen Erfolg zeigen. Mit CBD kann man ausgezeichnet den Umstieg auf einen bewussteren Lebensstil begleiten. Das Cannabinoid fördert die gesundheitlichen Fortschritte und beschleunigt die Verbesserung des allgemeinen Gesundheitszustands, körperlich und mental. Auch für die Motivation, eine Umstellung der Ernährung und Bewegungsgewohnheiten durchzuhalten, ist die Integration von CBD in den Rhythmus des Alltags hilfreich. Am besten wartet man also nicht erst eine Diagnose ab, um etwas zu unternehmen. Je eher man sich mit seiner Gesundheit auseinandersetzt, desto größer ist der Einfluss, den man darauf nehmen kann.

Interessant ist eine Studie aus dem Jahr 2016, die an der Universität von Nebraska durchgeführt wurde. Die Forscher berichteten, dass die nicht psychoaktiven Cannabinoide CBD und THCV (Tetrahydrocannabivarin) den Fett- und Zuckerstoffwechsel in Tiermodellen positiv beeinflusst hatten. In ihrer Studie untersuchten sie die Auswirkungen auf Patienten mit Typ-2-Diabetes. Interessanterweise hatten Forscher des Hadassah Hebrew University Hospitals Jerusalem bereits im Jahr 2008 nach ihren Untersuchungen an nicht übergewichtigen und zu Diabetes neigenden Mäusen, die mit CBD behandelt wurden, darauf hingewiesen, dass CBD möglicherweise als therapeutisches Mittel zur Behandlung von Diabetes verwendet werden könnte.

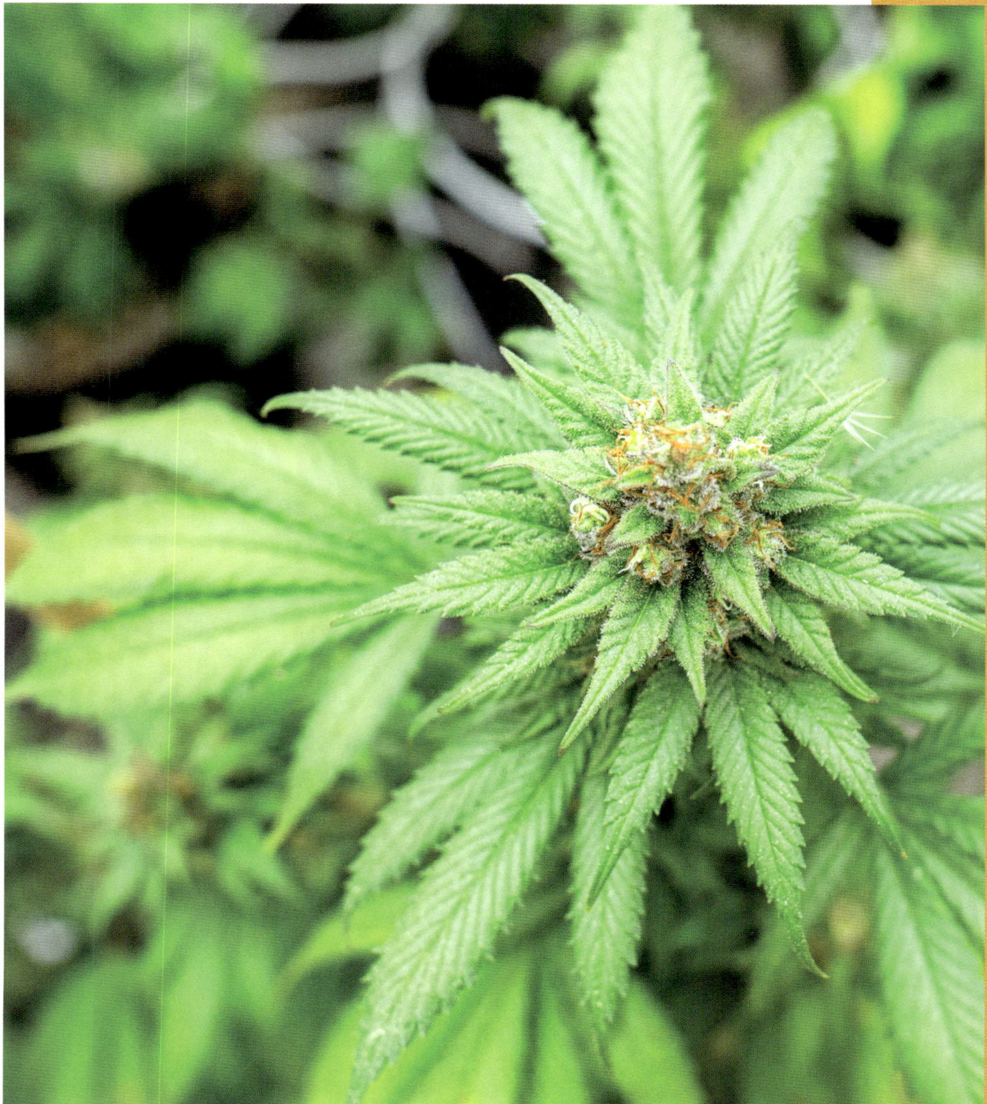

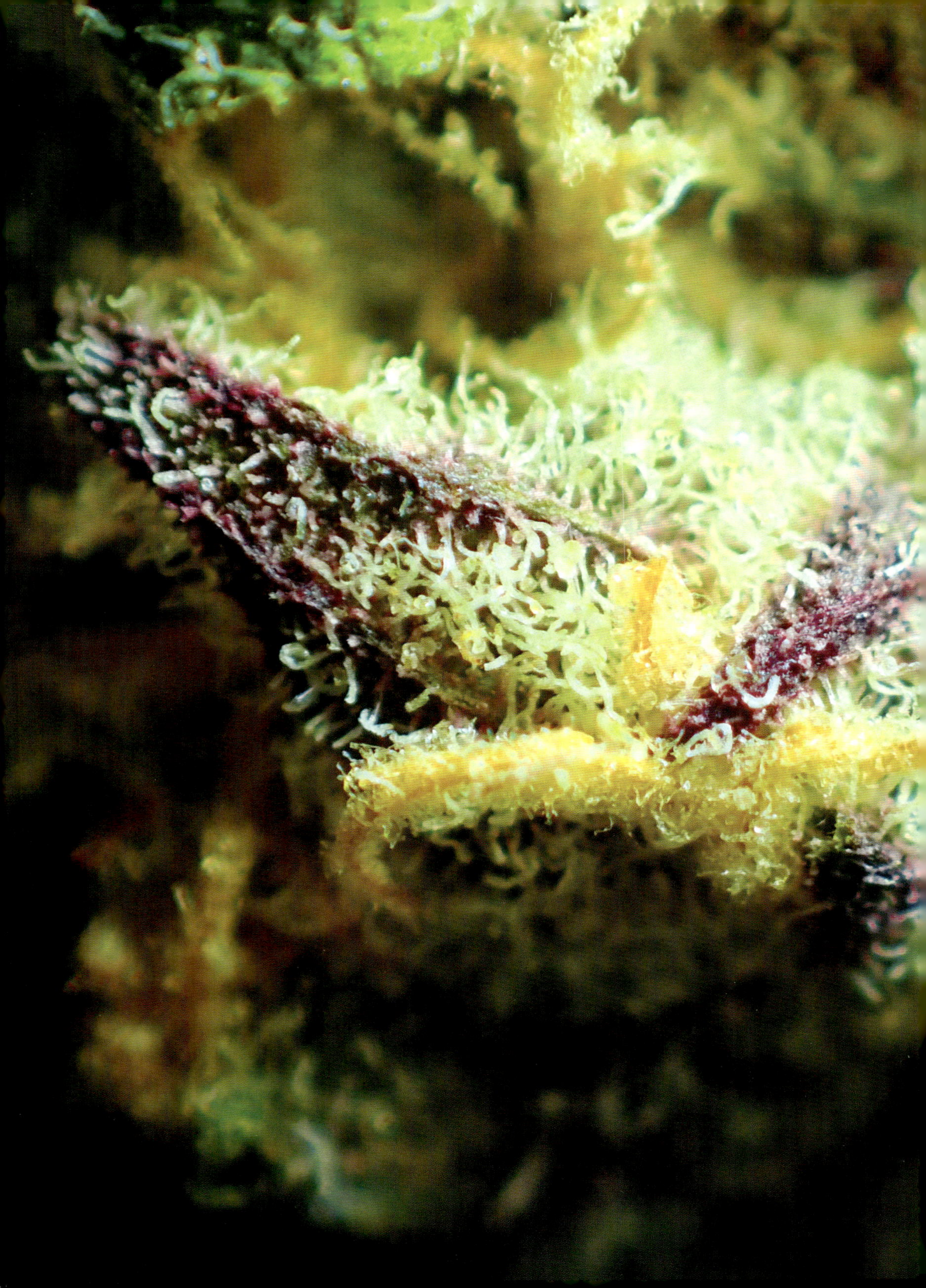

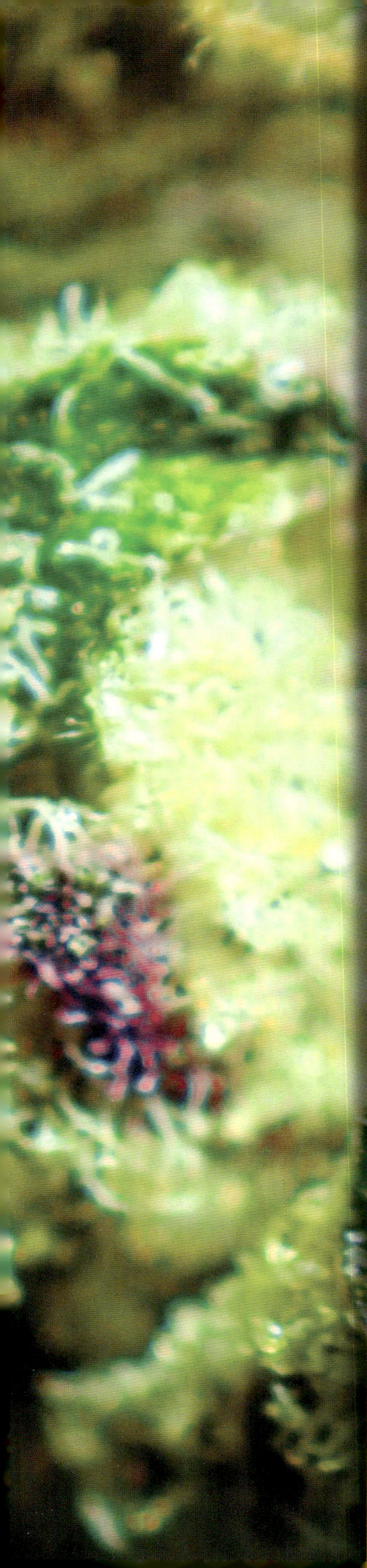

Zu guter Letzt

Glossar

Literatur

Die Autoren

Register

Abbildungs-
nachweis

Zu guter Letzt:

CBD gegen High-Heel-Schmerzen

US-Filmstars sollen es bereits länger wissen, nun plauderte eine Stylistin aus dem Nähkästchen: Werden die Füße an den „Problemzonen" mit einer CBD-haltigen Creme eingerieben, kommen Frauen, die in High-Heels regelmäßig unter Fußschmerzen leiden, beschwerdefrei durch jede Party. Ein guter Tipp nicht nur für Oscarnächte oder Filmpremierepartys, sondern natürlich auch für die Ballsaison.

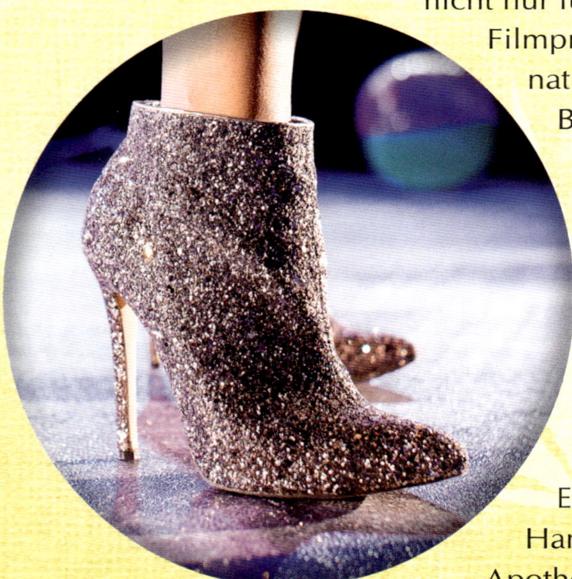

Da CBD tatsächlich einen schmerzstillenden Effekt auf die Nerven ausübt, können schmerzgeplagte Frauen einen entsprechenden Versuch wagen. Eine sehr wirkungsvolle Hanfölsalbe ist in Apotheken erhältlich ...

Glossar

5-HT1A-Rezeptor: Ist ein Protein in der Zellmembran von Zellen, hauptsächlich im Gehirn, aber auch in peripheren Nervenzellen und im fetalen lymphatischen Gewebe. Der Rezeptor ist vor allem prä- und postsynaptisch lokalisiert und dient als Serotonin-Fühler im synaptischen Spalt.

Acetylcholin: Acetylcholin ist einer der wichtigsten Botenstoffe im Menschen.

Adenosin: Zählt zu den Nukleosiden. Es handelt sich um eine Verbindung aus Adenin und Ribose. Es ist Bestandteil der energiereichen Verbindungen ATP, ADP, AMP, der Ribonukleinsäure, verschiedener Cofaktoren und auch in einem Neuromodulator.

Adhäsion: Verklebung oder Verwachsung zweier Organe nach Operationen oder Entzündungen.

Anandamid: Die Bezeichnung stammt aus dem Sanskrit, ananda = Glückseligkeit/Freude/reines Glück. Anandamid zählt zur Klasse der bioaktiven Lipide, also vielfach ungesättigter Fettsäuren, die sich vor allem im zentralen Nervensystem des Menschen finden. Es wird in den Geweben und in den Zellmembranen des Körpers gebildet. Es bindet an die Cannabinoid-Rezeptoren des Endocannabinoid-Systems. An diesen Rezeptoren dockt auch das THC der Cannabispflanze an. Bei höherer Dosierung scheint Anandamid auch imstande zu sein, Cannabinoide, wie unter anderem THC, zu verdrängen. Strukturchemisch unterscheidet sich Anandamid deutlich von THC. Auch wird Anandamid pharmakokinetisch signifikant schneller abgebaut. Während THC mehrere Stunden wirksam bleibt, ist bei Anandamid bereits nach knapp 30 Minuten kein Effekt mehr messbar. Die Fettlöslichkeit ist dennoch beiden Verbindungen gemein.

Angiogenese: Als Angiogenese (griechisch ἄγγος [ˈaŋ ɔs] „Gefäß“ und γένεσις [ˈɡɛnezɪs] „Entstehung“) bezeichnet man das Wachstum von Blutgefäßen, durch Sprossungs- oder Spaltungsvorgänge aus bereits vorgebildeten Blutgefäßen.

Antineoplastische Eigenschaften: tumorhemmend.

Antioxidans: Ein Antioxidans ist eine chemische Verbindung, die eine unerwünschte Oxidation anderer Substanzen gezielt verhindert.

Antioxidantien haben große physiologische Bedeutung durch ihre Wirkung als Radikalfänger.

Antitumoreigenschaften: Gegen den Tumor gerichtete Eigenschaften.

Apoptose: Die Apoptose (altgriechisch ἀπόπτωσις apóptosis, von ἀποπίπτειν apopíptein ‚abfallen') ist eine Form des programmierten Zelltods.

Arachidonsäure: Arachidonsäure ist eine vierfach ungesättigte Fettsäure in der Gruppe der Omega-6-Fettsäuren.

Arachidonylethanolamid: Wird auch Anandamid (siehe dort) genannt, ist das Ethanolaminderivat der Arachidonsäure, eine vierfach ungesättigten Fettsäure, die besonders häufig im zentralen Nervensystem vorkommt. Anandamid wird vom Körper selbst gebildet und ist somit eine endogene Substanz.

Arachidonylglycerol (2-AG): 2-Arachidonylglycerol ist ein Endocannabinoid, das die Cannabinoidrezeptoren CB1 und CB2 aktiviert. Es ist der Ester aus Arachidonsäure und Glycerol.

Autophagie: Autophagozytose oder Autophagie bezeichnet den Prozess in Zellen, mit dem sie eigene Bestandteile abbauen und verwerten.

Bakterizide: Darunter versteht man chemische Substanzen, die Bakterien abtöten.

Benzodiazepine (Synonym: Tranquilizer, „Benzos"): Benzodiazepine sind pharmazeutische Wirkstoffe mit angstlösenden, krampflösenden, beruhigenden und schlaffördernden Eigenschaften. Sie können zahlreiche unerwünschte Wirkungen verursachen, abhängig machen und missbraucht werden.

Cannabidiol: Cannabidiol ist ein kaum psychoaktives Cannabinoid aus dem weiblichen Hanf. Medizinisch wirkt es entkrampfend, entzündungshemmend, angstlösend und gegen Übelkeit. Weitere pharmakologische Effekte wie z.B. eine antipsychotische Wirkung werden erforscht.

Cannabinoide: Darunter versteht man Transformationsprodukte und synthetische Analoga einiger Terpenphenole, die hauptsächlich in der Hanfpflanze (*Cannabis sativa* bzw. *Cannabis indica*) gefunden wurden.

Cannabis sativa: lateinische Bezeichnung für Hanf.

CB1-Rezeptor: Der Cannabinoidrezeptor 1 vermittelt die Wirkungen endogener Cannabinoide wie auch exogen zugeführter Cannabinoide.

CB2-Rezeptor: Der Cannabinoidrezeptor 2 vermittelt die Wirkungen endogener Cannabinoide wie auch exogen zugeführter Cannabinoide.

CBD: siehe Cannabidiol.

Cholinerges System: Cholinerg bedeutet „auf Acetylcholin reagierend" oder „Acetylcholin (als Neurotransmitter) enthaltend".

Clamydien: Es handelt sich um sehr kleine, gramnegative Bakterien, die sich als Parasiten nur innerhalb einer Wirtszelle vermehren können.

Clusterkopfschmerzen: Der Clusterkopfschmerz (englisch *cluster* ‚Gruppe', ‚Häufung') ist eine primäre Kopfschmerzerkrankung. Er äußert sich unter anderem durch einen streng einseitig und in Attacken auftretenden, extrem heftigen Schmerz im Bereich von Schläfe und Auge. Die Bezeichnung *Cluster* bezieht sich auf die häufig vorliegende Eigenart dieser Kopfschmerzform, periodisch stark gehäuft aufzutreten. Es können sich dann für Monate bis Jahre beschwerdefreie Intervalle anschließen.

Cranio-Sakral-Therapie: Die Cranio-Sakral-Therapie ist eine sanfte, zugleich aber ungemein effektive Methode, dem Körper die Chance zu geben, sich selbst von Schmerzen und Blockaden zu befreien. Die Cranio-Sakral-Therapie stellt somit ein Bindeglied zwischen Schulmedizin und Alternativmedizin dar.

EGF: Der epidermale Wachstumsfaktor, englisch epidermal growth factor genannt, ist ein Protein, das als Wachstumsfaktor eine große Bedeutung bei der Regulation der Zellproliferation und -differenzierung spielt.

Endocannabinoide: Wirkstoffe aus der Hanfpflanze, wie zum Beispiel THC oder CBD, docken im Körper an die Cannabinoid-Rezeptoren CB1 und CB2 an. Körpereigene Botenstoffe, die diese Bindungsstellen aktivieren, heißen Endocannabinoide.

Endocannabinoides System: Die Erforschung von Cannabinoiden führte zur Entdeckung des Endocannabinoiden Systems. Körpereigene Substanzen, die ähnliche pharmakologische Eigenschaften haben, werden Endocannabinoide genannt. Die neuere Forschung zeigt, dass auch andere Pflanzen Phytocannabinoide produzieren, die genauso wie die Cannabinoide der Hanfpflanze am Endocannabinoid-System wirken.

Entourageeffekt: Die Bezeichnung stammt aus der Cannabis-Forschung und besagt, dass ein Pflanzenstoffgemisch eine höhere biologische Aktivität besitzt als die isolierte Reinsubstanz selbst.

Entzündungsmediatoren: Als Entzündungsmediatoren bezeichnet man biochemische Substanzen, welche die Entzündungsreaktion eines Gewebes einleiten bzw. unterhalten.

Ergotherapie: Die Ergotherapie (von altgriechisch ἔργον *érgon*, deutsch, ‚Arbeit' und θεραπεία *therapeía* ‚Dienst', ‚Behandlung') ist eine Therapieform, die sich mit der Ausführung konkreter Betätigungen und deren Auswirkungen auf den Menschen und dessen Umwelt befasst.

Genom: Unter dem Genom versteht man die Gesamtheit aller Gene, die in einem vollständigen (haploiden) Chromosomensatz vorkommen. Die medizinische Genomforschung ist quasi die Spurensuche im Erbgut. Das menschliche Erbgut ist entschlüsselt. Kenntnis und Verständnis des menschlichen Erbguts liefern wichtige Grundlagen, um Krankheiten eindeutiger zu erkennen und die Behandlung zu verbessern. Denn viele Erkrankungen sind genetisch bedingt.

Gliazellen: Die Gliazellen bilden das Stützgewebe des Nervensystems. Die Gliazellen sind nicht an der Erregungsleitung beteiligt.

Glutamat: Das Glutamat ist ein wichtiger erregender biochemischer Stoff im zentralen Nervensystem, der an speziellen Glutamatrezeptoren anbindet. Glutaminsäure dient als Präkursor in der Synthese von γ-Aminobuttersäure (GABA), des wichtigsten hemmenden Neurotransmitters im ZNS.

Glycinrezeptor: Es handelt sich um einen durch Glycin gesteuerten Ionenkanal.

Gonadotropine: Als Gonadotropine bezeichnet man eine Gruppe von speziellen Hormonen, die in Zellen des Hypophysenvorderlappens (HVL) gebildet werden und dem Wachstum von männlichen und weiblichen Keimdrüsen dienen und anregend bzw. regulierend auf endokrine Funktionen wirken.

Halluzination: Unter Halluzination (von lateinisch *alucinatio*, deutsch ‚Träumerei') versteht man eine Wahrnehmung, ohne dass eine nachweisbare externe Reizgrundlage vorliegt.

Heroin: Es handelt sich um ein halbsynthetisches, stark analgetisches Opioid mit einem sehr hohen Abhängigkeitspotential bei jeder Konsumform.

Hippocampus: Der Hippocampus ist eine zum limbischen System gehörende Struktur, die vor allem an der Gedächtnisbildung beteiligt ist.

Invasion: Bezeichnet das Überschreiten von Gewebsgrenzen durch Tumorzellen.

Konfabulation: Das Füllen von Gedächtnislücken durch frei erfundene Begebenheiten.

Läsion: Verletzung oder Störung der Funktion eines Organs oder Körperglieds.

L-Dopa-Test: Der L-Dopa-Test ist ein neuropharmakologischer Test, der zur Diagnose von dopaminabhängigen neurologischen Erkrankungen eingesetzt wird.

Levodopa: Levodopa ist ein Wirkstoff aus der Gruppe der Medikamente, die zur Behandlung der Parkinson-Krankheit eingesetzt werden.

Liganden: Als Ligand werden Stoffe bezeichnet, die einen Rezeptor besetzen und rezeptorvermittelt eine Wirkung auf die Zielzelle ausüben.

Limbisches System: Das limbische System ist ein stammesgeschichtlich sehr alter Teil des Gehirns, der sich aus mehreren Strukturen zusammensetzt. Es werden ihm Leistungen wie die Steuerung der Funktionen von Antrieb, Lernen, Gedächtnis, Emotionen sowie vegetative Regulation der Nahrungsaufnahme, Verdauung und Fortpflanzung zugeschrieben.

Live Event: Ein kritisches Lebensereignis ist ein Ereignis, das die bestehende Lebenssituation einer Person verändert und sie zu Maßnahmen der Bewältigung und Anpassung zwingt.

Logopädie: Logopädie (von altgriechisch λόγος *lógos* „Wort“ sowie παιδεύειν *paideuein* erziehen“; wörtlich also „Sprecherziehung“) ist die medizinische Fachdisziplin, die Sprach-, Sprech-, Stimm-, Schluck- oder Hörbeeinträchtigung zum Gegenstand hat.

Lungenfibrose: Lungenfibrose ist eine Veränderung des Lungengewebes, die bei verschiedenen Erkrankungen auftreten kann und durch verstärkte Bildung von Bindegewebe zwischen den Lungenbläschen und den sie umgebenden Blutgefäßen gekennzeichnet ist.

Marihuana: Slangwort aus dem Mexikanischen. Wurde verwendet, um das Wort Hanf (engl. hemp) abzuwerten.

Menarche: die erste Regelblutung.

Mesenchymale Stammzellen: Dies sind multipotente Vorläuferzellen verschiedener Zelltypen, die sich vom Mesenchym ableiten. Sie können sich unter anderem in Osteoblasten (Knochenzellen), Chondrozyten (Knorpelzellen), Myozyten (Muskelzellen) und Adipozyten (Fettzellen) differenzieren.

Metastase: Als Metastase wird in der Medizin die Absiedelung eines krankhaften Geschehens in einen vom Ursprungsherd der Krankheit entfernten Körperteil bezeichnet. Meistens erfolgt eine solche Verschleppung über das Blut oder die Lymphe im Zusammenhang mit einer Krebserkrankung.

Migration: Als Migration bezeichnet man in der Medizin die aktive Fortbewegung von Zellen (z.B. Leukozyten) innerhalb eines Körperabschnitts bzw. eines Gewebes.

Mikrobiom: die Gesamtheit aller den Menschen besiedelnden Mikroorganismen.

Morphin oder **Morphium**: Es handelt sich um ein Hauptalkaloid des Opiums und zählt damit zu den Opiaten.

Mutation: Als Mutation wird in der Biologie eine spontan auftretende, dauerhafte Veränderung des Erbgutes bezeichnet.

Myometrium: Das Myometrium ist die mittlere, aus glatter Muskulatur bestehende Schicht der Wand der Gebärmutter (Uterus).

Neurogenese: Als Neurogenese wird die Bildung von Nervenzellen aus bestimmten Stamm- oder Vorläuferzellen bezeichnet.

Neuroleptikum: Arzneistoffe aus der Gruppe der Psychopharmaka, die eine dämpfende (sedierende) und antipsychotische (den Realitätsverlust bekämpfende) Wirkung besitzen.

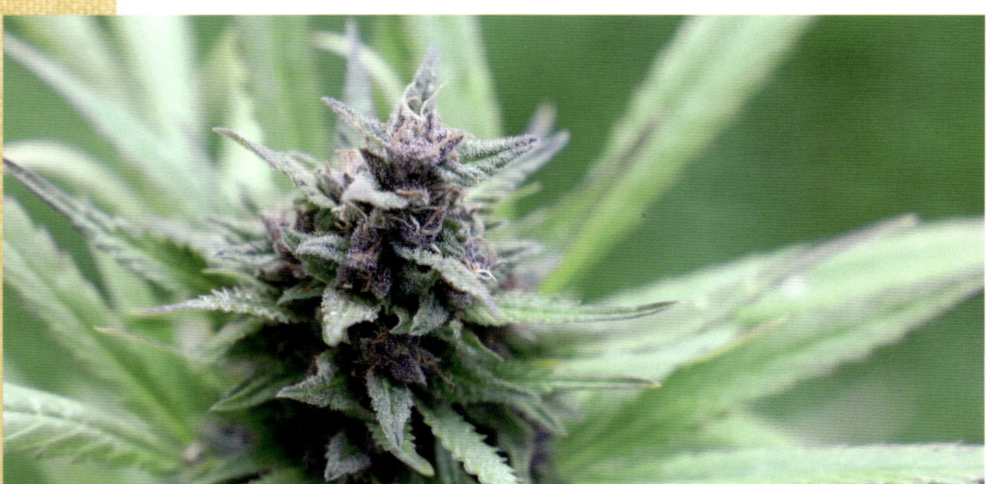

NSAR: Als nicht steroidale Antirheumatika, kurz NSAR, bezeichnet man schmerzlindernde und entzündungshemmende Medikamente.

Ödem: eine Schwellung des Körpergewebes aufgrund einer Einlagerung von Flüssigkeit aus dem Gefäßsystem.

Opioide: Opioide ist ein Sammelbegriff für eine chemisch heterogene Gruppe natürlicher und synthetischer Substanzen, die morphinartige Eigenschaften aufweisen.

Osteoblasten: Dies sind Zellen, die für die Bildung von Knochengewebe beim Knochenumbau verantwortlich sind. Sie entwickeln sich aus undifferenzierten embryonalen Bindegewebszellen.

Osteopathie: Die Bezeichnungen Osteopathie, osteopathische Medizin und osteopathische Behandlung beschreiben im Bereich der Alternativmedizin verschiedene Krankheits- und Behandlungskonzepte. Die Osteopathie ist eine ganzheitliche Methode, die zu Diagnose und Therapie die Hände einsetzt. Sie hat als Ziel, Einschränkungen der Beweglichkeit von Strukturen und Geweben zu korrigieren und dadurch körperliches und seelisches Wohlbefinden wiederherzustellen. Die Osteopathie umfasst die Arbeit an allen Körperstrukturen: knöchernes Skelett, Muskeln, Faszien, innere Organe, Cranium etc.

Östrogen: Östrogene sind die weiblichen Geschlechtshormone. Östrogene werden vor allem in den Eierstöcken gebildet und außerdem in der Plazenta (dem Mutterkuchen), der Nebennierenrinde und in geringer Menge auch im männlichen Hoden.

Ovulationshemmer: Unter einem Ovulationshemmer ist ein Arzneimittel zu verstehen, das als zentrale Wirkung den Eisprung unterdrückt und somit eine Schwangerschaft verhindert. Ovulationshemmer werden den hormonellen empfängnisverhütenden Präparaten zugeordnet.

Peroxisom-Proliferator-aktivierte Rezeptoren: Sie gehören zu einer Gruppe von Rezeptoren, die im Zellkern angesiedelt sind.

Placebo: Ein Placebo (lat. „ich werde gefallen") ist ein Arzneimittel, das keinen Arzneistoff enthält und somit auch keine pharmakologische Wirkung hat, die dadurch verursacht werden könnte.

Progesteron: Gestagene sind vom Körper gebildete Sexualhormone, deren wichtigster Vertreter das Progesteron, auch Gelkörperhormon, ist.

PSA-Wert: PSA ist ein Glykoprotein, das von Zellen der Prostata (Vorsteherdrüse) hergestellt wird und zur Verflüssigung des Samenergusses dient. Ein geringer Anteil wird auch in den Blutkreislauf freigesetzt. Dem Urologen kann der PSA-Wert Aufschluss über den Zustand der Prostata geben.

Psychoaktiv: Jede von außen zugeführte Substanz, die Veränderungen der Psyche und des Bewusstseins eines Menschen bewirkt, wird als psychotrop oder psychoaktiv bezeichnet. Eine solche Beeinflussung kann unterschwellig sein und beispielsweise als Anregung, Entspannung oder angenehme Stimmungsänderung positiv erlebt werden.

Serotonin: Serotonin ist ein Gewebshormon und Neurotransmitter. Es kommt unter anderem im Zentralnervensystem, Darmnervensystem, Herz-Kreislauf-System und im Blut vor.

Spasmolytikum: ist ein krampflösendes Arzneimittel.

Stammzelltransplantation: Unter Stammzelltransplantation versteht man die Übertragung von Stammzellen von einem Spender an einen Empfänger. Dabei kann es sich bei Spender und Empfänger um dieselbe Person handeln oder um zwei verschiedene Personen. In der klinischen Praxis werden heute ausschließlich Blutstammzellen transplantiert.

Substantia nigra: ist ein Teil des Gehirns. Dabei handelt es sich um einen Kernkomplex im Bereich des Mittelhirns (*Mesencephalon*), der durch einen hohen intrazellulären Gehalt an Eisen und Melanin dunkel (lat. *Niger* (fem. *nigra*) ‚schwarz') gefärbt ist.

Terpene: sind eine stark heterogene und sehr große Gruppe chemischer Verbindungen, die als sekundäre Inhaltsstoffe in Organismen natürlich vorkommen. Auch sekundäre Pflanzenstoffe.

THC: Tetrahydrocannabinol; ist der psychoaktive Wirkstoff in der Hanfblüte und den Blättern.

THC-Gehalt: Er gibt an, welche Konzentration an THC in der Hanfblüte enthalten ist. Die EU erlaubt den legalen Anbau von Hanfsorten mit einem THC-Gehalt von maximal 0,3 %. Illegale bewusstseinserweiternde Sorten haben THC-Werte zwischen 35 und 40 %.

Tiefe Hirnstimulation: Die tiefe Hirnstimulation ist ein grundsätzlich reversibler neurochirurgischer Eingriff in das Gehirn, der für die Behandlung von bestimmten neurologischen Erkrankungen wie z.B. der Parkinsonerkrankung weltweit zugelassen ist.

TNF: Tumornekrosefaktor.

Trigger: Unter einem Trigger (engl. „Auslöser") versteht man in Medizin und Psychologie den Auslöser für einen Vorgang, der eine Empfindung, einen Affekt, eine maschinelle Beatmungsunterstützung, ein Symptom (z.B. Schmerz) oder eine Erkrankung auslösen kann.

Vanilloidrezeptor: Ist ein Ionenkanal in den sensorischen Zellen des zentralen und peripheren Nervensystems, der als Schmerzrezeptor für die Wahrnehmung einer Reihe aktuell oder potenziell gewebeschädigender, häufig schmerzhafter Reize verantwortlich ist.

WHO-Grad-Einteilung Glioblastom: Einteilung der Weltgesundheitsorganisation. Eine Möglichkeit der Systematisierung der Hirntumoren ist die Unterscheidung hinsichtlich des zellulären Ursprungs, der Zellzusammensetzung und des Wachstumsverhaltens, welche der WHO-Klassifikation zugrunde liegen.

Zellproliferation: Oft auch nur Proliferation (lateinisch *proles* ‚Nachwuchs', ‚Sprössling' und *ferre* ‚tragen') genannt, ist die Bezeichnung für schnelles Wachstum beziehungsweise Vermehrung von Gewebe.

Zytokine: Als Zytokine werden Proteine bezeichnet, die das Wachstum und die Differenzierung von Zellen regulieren.

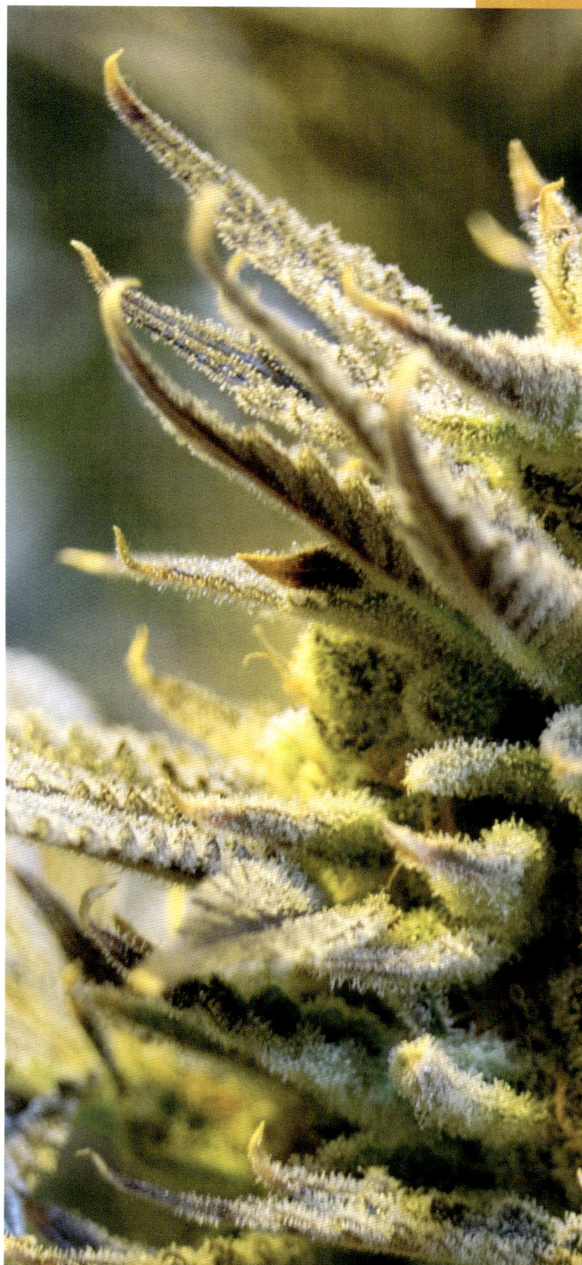

Literatur

Allgemein

Backes M.: Cannabis als Medizin. Ein praktischer Leitfaden für den medizinischen Einsatz der Hanfpflanze. Rottenburg a.N. 2016

Bagar T.: Die Hanf-Medizin. Wien, Graz 2019

Blaas K.: Cannabismedizin. Ein praktischer Ratgeber für Patienten und Patientinnen. Wien 2017

Brosch I., Klampferer P., Kreutner A.: Hanfzeit. Kulinarischer Genuß und Lebenslust mit Hanf. Wien 1997

Bruining W.: Hanf heilt. Die Wiederentdeckung einer uralten Volksmedizin. Rottenburg a.N. 2013

Grotenhermen F.: Hanf als Medizin. Ein praxisorientierter Ratgeber. Solothurn 2017

Grotenhermen F.: Cannabis gegen Krebs. Der Stand der Wissenschaft und praktische Folgerungen für die Therapie. Solothurn 2017

Herer J., Bröckers M.: Die Wiederentdeckung der Nutzpflanze Hanf. Eine der ältesten Kulturpflanzen der Erde könnte helfen, die Menschen ausreichend mit Kleidung, Papier, Öl, Brennstoff, Nahrung, Baumaterial und vielen Medizinen zu versorgen. Solothurn 2010

Hlatky M.: Bierbrauen für jedermann. Graz 2018

Hofmann S., Ehrmann A.: CBD. Die wiederentdeckte Naturmedizin. Murnau 2020

Huber J., Hlatky Ch., Hlatky M.: Bier. Rezepte – Kultur – Gesundheit. Wien 2016

Keith M.: Kompaktes Wissen: CBD. Deggendorf 2020

Leinow L., Birnbaum J.: Heilen mit CBD. München 2019

Meidinger W.: Natürlich heilen mit Cannabis. Rottenburg 2019

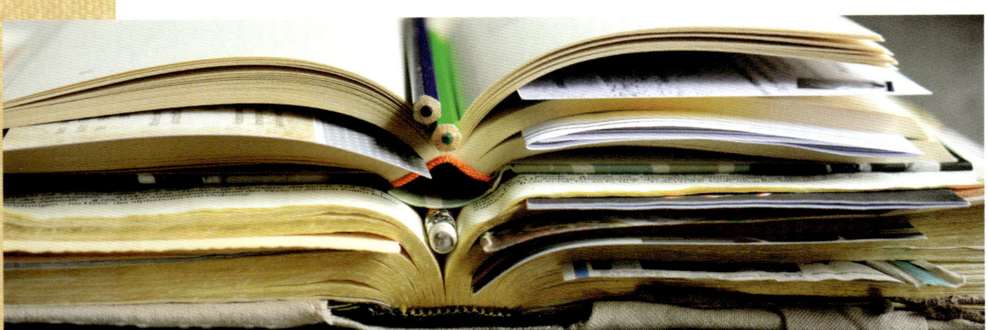

Rätsch Ch.: Hanf als Heilmittel. Ethnomedizin, Anwendung und Rezepte. Solothurn 2016

Simonsohn B.: Superfood Hanf. Eiweißwunder und Heilmittel. Darmstadt 2015

Simonsohn B.: Hanföl und Hanfsamen. So helfen Hanfprodukte, sich vor Rheuma zu schützen und Wohlbefinden und Ausstrahlung zu erzielen. Darmstadt 2017

Thurner A., Thurner B., Thurner P.: Heilender Hanf. Cannabis – die wiederentdeckte Naturmedizin. Wien 2018

Walzl M., Hlatky M.: Jungbrunnen Bier. Wien 2018

Wanitschek A., Vigl S.: Cannabis und Cannabidiol (CBD) richtig anwenden. Hannover 2018

Zika U., Thurner P., Thurner A.: Die Hanf-Diät. Gesund abnehmen mit dem Nährstoff-Wunder. Wien 2019

Zu einzelnen medizinischen Themen

Immunsystem

Ishida J.H., Peters M.G., Jin C., Louie K., Tan V., Vacchetti P. et al.: Influence of Cannabis Use on Severity of Hepatitis C Disease. Clin Gastroenterol Hepatol. 2008; 6: 69–75McPartland J.M., Russo E.B.: Cannabis and Cannabis Extracts: Greater than the Sum of Their Parts? Journal Cannabis Ther. 2001; 1: 103–132

Mechoulam R., Peters M., Murillo-Rodriguez E., Hanus L.O.: Cannabidiol – Recent Advances. Chem Biodivers. 2001; 4: 1678–1692

Mukhtar M., Arshad M., Ahmad M., Pomerantz R.J., Wigdahl B., Parveen Z.: Antiviral Potentials of Medicinal Plants. Virus Res. 2008; 131: 111–120

Tahamtan A., Tavakoli-Yaraki M., Rygiel T.P., Mokhtari-Azad T., Salimi V.: Effects of Cannabinoids and Their Receptors on Viral Infections. J Med Virol. 2016; 88: 1–12

Krebs

De Petrocellis L. et al.: Non-THC cannabinoids inhibit prostate carcinoma growth in vitro and in vivo: pro-apoptotic effects and underlying mechanisms. Br J Pharmacol. 2013 Jan

Dumitru C.A., Sandalcioglu I.E., Karsak M.: Cannabinoids in glioblastoma therapy : New applications for old drugs. Front Mol Neurosci. 2018 May 16th, 11: 159 o'clock. doi: 10.3389 / fnmol.2018.00159. eCollection 2018

Elbaz M. et al.: Modulation of the tumor microenvironment and inhibition of EGF/EGFR pathway: novel anti-tumor mechanisms of Cannabidiol in breast cancer. Mol Oncol. 2015

Fraguas-Sánchez A.I. et al.: Phyto-, endo- and synthetic cannabinoids: promising chemotherapeutic agents in the treatment of breast and prostate carcinomas, Expert Opin Investigational Drugs 2016 Nov

Fraguas-Sánchez A.I., Fernández-Carballido A., Delie F. et al.: Enhancing ovarian cancer conventional chemotherapy through the combination with cannabidiol loaded microparticles. Eur J Pharm Biopharm. 2020;154:246–258. https://pubmed.ncbi.nlm.nih.gov/32682943/

Guzman M. et al.: A pilot clinical study of Delta9-tetrahydrocannabinol in patients with recurrent glioblastoma multiforme. Department of Biochemistry and Molecular Biology I, School of Biology, Complutense University, Madrid, 2006

Guzman M. et al.: Anticancer mechanisms of cannabinoids. Department of Biochemistry and Molecular Biology I, School of Biology, Complutense University, Madrid, 2016

Guzman M. et al.: Cannabinoids and gliomas. Department of Biochemistry and Molecular Biology I, School of Biology, Complutense University, Madrid, 2007

Guzman M. et al.: Local delivery of cannabinoid-loaded microparticles inhibits tumor growth in a murine xenograft model of glioblastoma multiforme. Department of Biochemistry and Molecular Biology I, School of Biology, Complutense University, Madrid, 2013

Ivanov V.N., Wu J., Hei T.K.: Regulation of cell death of human glioblastomas by combined treatment of cannabidiol , γ radiation and low-molecular inhibitors of cell signaling pathways. Oncotarget. 2017, May 27; 8 (43): 74068-74095. doi: 10.18632 / oncotarget.18240. eCollection 2017 26 September

Ivanov V.N., Wu J., Wang T.J.C., Hei T.K.: Inhibition of ATM kinase upregulates levels of cell death induced by cannabidiol and γ-irradiation in human glioblastoma cells [published correction appears in Oncotarget. 2019 Dec 10;10(65):7012-7013]. Oncotarget. 2019;10(8):825–846. Published 2019 Jan 25. https://pubmed.ncbi.nlm.nih.gov/30783513/

Kosgodage U.S., Uysal-Onganer P. et al.: Cannabidiol affects the release of extracellular vesicles, miR21 and miR126, and reduces the Prohibitin protein in glioblastoma multiforme cells. 2018 December 28; 12 (3): 513-522. Doi: 10.1016 / J. Tranon. 2018.12.004.

Likar R., Koestenberger M., Stultschnig M., Nahler G.: Concomitant Treatment of Malignant Brain Tumours With CBD - A Case Series and Review of the Literature. Anticancer Res. 2019;39(10):5797–5801. doi:10.21873/anticanres.13783https://pubmed.ncbi.nlm.nih.gov/31570484/

Sean D., McAllister S.D. et al.: Pathays to mediating the effect of cannabidiol on the reduction of breast cancercell proliferation, invasion and metastasis. Breast Cancer Res Treat 2011 Aug

Shrivastava A., Kuzontkovski U. et al.: Cannabidiol induces programmed cell death in breast cancer cells by coordinating crosstalk between apoptosis and autophagy. Mol Cancer The 2011 Jul

Streevalsan T. et al.: Induction of apoptosis by cannabinoids in prostate and colon cancer cells is phosphatase dependent. Anticancer Res. 2011 Nov

Psychische Erkrankungen

Bonaccorso S., Ricciardi A., Zangani C., Chiappini S., Schifano F.: Cannabidiol (CBD) use in psychiatric disorders: A systematic review. Neurotoxicology. 2019;74:282–298.https://pubmed.ncbi.nlm.nih.gov/31412258/

Davies C., Bhattacharyya S.: Cannabidiol as a potential treatment for psychosis. Ther Adv Psychopharmacol. 2019;9:2045125319881916. Published 2019 Nov 8. https://pubmed.ncbi.nlm.nih.gov/31741731/

Devinsky O., Cross J.H., Laux L. et al.: Trial of cannabidiol for drug-resistant seizures in the Dravet syndrome. N Engl J Med 2017

D'Souza D.C., Abi-Saab W.M., Madonick S., Forselius-Bielen K., Doersch A., Braley G. et al.: Delta-9-tetrahydrocannabinol effects in schizophrenia: implications for cognition, psychosis, and addiction. Biol Psychiatry 2005

Elms L, Shannon S., Hughes S., Lewis N.: Cannabidiol in the Treatment of Post-Traumatic Stress Disorder: A Case Series. J Altern Complement Med. 2019;25(4):392–397. https://pubmed.ncbi.nlm.nih.gov/30543451/

Gofshteyn J.S., Wilfong A., Devinsky O. et al.: Cannabidiol as a potential treatment for febrile infection-related epilepsy syndrome (FIRES) in the acute and chronic phases. J Child Neurol 2017

Hussain S.A., Zhou R., Jacobson C. et al.: Perceived efficacy of cannabidiol-enriched cannabis extracts for treatment of pediatric epilepsy: a potential role for infantile spasms and Lennox-Gastaut syndrome. Epilepsy Behav 2015

Leweke F.M., Piomelli D. et al.: Cannabidiol enhances anandamide signaling and alleviates psychotic symptoms of schizophrenia. Transl Psychiatry 2012

McGuire P., Robson P. et al.: Cannabidiol (CBD) as an Adjunctive Therapy in Schizophrenia: A Multicenter Randomized Controlled Trial. F.R.C. Psych., F. Med. Sci 2017

Morrison P.D., Nottage J. et al.: Disruption of frontal theta coherence by Delta (9)-tetrahydrocannabinol is associated with positive psychotic symptoms. Neuropsychopharmacology 2011

O'Connell B.K., Gloss D., Devinsky O.: Cannabinoids in treatment-resistant epilepsy: a review. Epilepsy Behav 2017

Scatton B., Sanger D.J.: Pharmacological and molecular targets in the search for novel antipsychotics. Behav Pharmacol. 2000

Silvestro S., Mammana S., Cavalli E., Bramanti P., Mazzon E.: Use of Cannabidiol in the Treatment of Epilepsy: Efficacy and Security in Clinical Trials. Molecules. 2019;24(8):1459. Published 2019 Apr 12. https://pubmed.ncbi.nlm.nih.gov/31013866/

Tzadok M., Uliel-Siboni S., Linder I. et al.: CBD-enriched medical cannabis for intractable pediatric epilepsy: the current Israeli experience Seizure 2016

Zuardi A.W., Morais S.L., Guimarães F.S., Mechoulam R.: Antipsychotic effect of cannabidiol. J Clin Psychiatry 1995

Frauenleiden

Houlihan D.D. et al.: Effects of abnormal cannabidiol on oxytocin-induced myometrium contractility, Reproduction. 2010 Apr 139

Mechoulam R. et al.: Cannabidiol – Recent Advances, Chemistry & Biodiversity 2007

Lynch M.E., Campbell F.: Cannabinoids for treatment of chronic non-cancer pain; a systematic review of randomized trials. Department Anesthesia, Psychiatry, Dalhousie University, Halifax, Canada, 2011

UKB Universitätsklinikum Bonn: Körpereigene Cannabinoide wirken entzündungshemmend, 2007

Lungenerkrankungen

Dudasova A. et al.: The effekts of Cannabidio on the antigen – induced contraction of airways smooth muscle in guines – pig. Pulm Pharmacol Ther 2013

Muthumalage T., Rahman I.: Cannabidiol differentially regulates basal and LPS-induced inflammatory responses in macrophages, lung epithelial cells, and fibroblasts. Toxicol Appl Pharmacol. 2019;382:114713. https://pubmed.ncbi.nlm.nih.gov/31437494/

Pini A. et al.: The role of cannabinoids in inflammatory modulation of allergic respiratory disorders, inflammatory pain and ischemic stroke. Curr Drug Targes, 2012 June

Vuolo F. et al.: Evaluation of Serum Cytokines Levels and the Role of Cannabidiol Treatment in Animal Model. Mediators of Inflammation 2015 May

Vuolo F., Abreu S.C., Michels M. et al.: Cannabidiol reduces airway inflammation and fibrosis in experimental allergic asthma. Eur J Pharmacol. 2019;843:251–259. https://pubmed.ncbi.nlm.nih.gov/30481497/

Zoerner A.A. et al.: Allergen challenge increases anandamide in bronchoalveolar fluid of patients with allergic asthma. Clin Pharmacol Ther. 2011 Sep

Hautkrankheiten

Casares L., García V., Garrido-Rodríguez M. et al.: Cannabidiol induces antioxidant pathways in keratinocytes by targeting BACH1. Redox Biol. 2020;28:101321. https://pubmed.ncbi.nlm.nih.gov/31518892/

Sheriff T., Lin M.J., Dubin D., Khorasani H.: The potential role of cannabinoids in dermatology [published online ahead of print, 2019 Oct 10]. J Dermatolog Treat. 2019;1–7. https://pubmed.ncbi.nlm.nih.gov/31599175/

Palmieri B., Laurino C., Vadalà M.: A therapeutic effect of cbd-enriched ointment in inflammatory skin diseases and cutaneous scars. Clin Ter. 2019;170(2):e93–e99. https://pubmed.ncbi.nlm.nih.gov/30993303/

Schmerzen

De Gregorio D., McLaughlin R.J., Posa L. et al.: Cannabidiol modulates serotonergic transmission and reverses both allodynia and anxiety-like behavior in a model of neuropathic pain. Pain. 2019;160(1):136–150. https://pubmed.ncbi.nlm.nih.gov/30157131/

Genaro K. et al.: Cannabidiol is a Potential Therapeutic for the Affective-Motivational Dimension of Incision Pain in rats. Front Pharmacol. 2017

Greco R. et al.: Effects of anandamide in migraine: data from an animal model. J Headache Pain. 2011 Apr; 12(2): 177–83

Greco R. et al.: The endocannabinoid system and migraine. Exp Neurol. 2010 Jul; 224(1): 85–91

Juhasz G. et al.: Variations in the cannabinoid receptor 1 gene predispose to migraine. Neurosci Lett. 2009 Sep 18; 461(2): 116–20

Lowin T. et al.: Anti-inflammatory effects of N-acylethanolamines in rheumatoid arthritis synovial cells are mediated by TRPV1 and TRPA1 in a COX-2 dependent manner. Arthritis Res Ther. 2015 Nov

Russo E.B. et al.: Clinical Endocannabinoid Deficiency Reconsidered: Current Research Supports the Theory in Migraine, Fibromyalgia, Irritable Bowel, and Other Treatment-Resistant Syndromes. Neuro Endocrinol Lett. 2008 Apr; 29(2): 192–200

Trovato A.E. et al.: The non-psychoactive cannabis constituent cannabidiol is an orally effective therapeutic agent in rat chronic inflammatory and neuropathic pain. Eur J Pharmacol. 2007 Feb

Wade D.T., Robson P., House H. et al.: A preliminary controlled study to determine whether whole-plant cannabis extracts can improve intractable neurogenic symptoms. Clin Rehabil 2003

Woodhams D.T. et al.: The cannabinoid system and pain. Neuropharmacology 2017

Xu D.H, Cullen B.D., Tang M., Fang Y.: The Effectiveness of Topical Cannabidiol Oil in Symptomatic Relief of Peripheral Neuropathy of the Lower Extremities. Curr Pharm Biotechnol. 2020;21(5):390–402. https://pubmed.ncbi.nlm.nih.gov/31793418

Bewegungsapparat

Barrie N., Manolios N.: The endocannabinoid system in pain and inflammation: Its relevance to rheumatic disease. Eur J Rheumatol. 2017, 4(3):210–18

Eppinga H. et al.: The mikrobiom and psoriasis arthritis. Curr Rheumatol Rep. 2014, 6(3):407marc

Hammell D.C. et al.: Transdermal cannabidiol reduces inflammation and pain-related behaviours in a rat model of arthritis. Epub 2015

Lowin T., Schneider M., Pongratz G.: Joints for joints: cannabinoids in the treatment of rheumatoid arthritis. Curr Opin Rheumatol. 2019;31(3):271–278. https://pubmed.ncbi.nlm.nih.gov/30920973/

Malfait A.M. et al.: The nonpsychoactive cannabis constituent cannabidiol is an oral anti-arthritic therapeutic in murine collagen-induced arthritis, Proc Natl Acad Sci U S A. 2000 Aug

Verrico C.D., Wesson S., Konduri V. et al.: A randomized, double-blind, placebo-controlled study of daily cannabidiol for the treatment of canine osteoarthritis pain [published online ahead of print, 2020 Apr 24]. Pain. https://pubmed.ncbi.nlm.nih.gov/32345916/

Chronisch-entzündliche Darmerkrankungen

Aviello G. et al.: Cannabinoids and gastrointestinal motility: animal and human studies. Eur Rev Pharmacol Sci Med. 2008 Aug

Borrelli F. et al.: Cannabidiol, a safe and non-psychotropic ingredient of the marijuana plant Cannabis sativa, is protective in a murine model of colitis. J Mol Med (Berl). 2009 Nov

Esposito G. et al.: Cannabidiol in inflammatory bowel diseases: a brief overview, Phytother Res. 2013 May; 27

Kim J.L., Kim B.R., Kim D.Y. et al.: Cannabidiol Enhances the Therapeutic Effects of TRAIL by Upregulating DR5 in Colorectal Cancer. Cancers (Basel). 2019;11(5):642. Published 2019 May 9. https://pubmed.ncbi.nlm.nih.gov/31075907/

Naftali T.: An overview of cannabis based treatment in Crohn's disease. Expert Rev Gastroenterol Hepatol. 2020;14(4):253–257. https://pubmed.ncbi.nlm.nih.gov/32149543/

Naftali T., Bar-Lev Schleider L., Sklerovsky Benjaminov F., Lish I., Konikoff F.M., Ringel Y.: Medical cannabis for inflammatory bowel disease: real-life experience of mode of consumption and assessment of side-effects. Eur J Gastroenterol Hepatol. 2019;31(11):1376–1381. https://pubmed.ncbi.nlm.nih.gov/31567639/

Russo E.B.: Clinical Endocannabinoid Deficiency Reconsidered: Current Research Supports the Theory in Migraine, Fibromyalgia, Irritable Bowel, and Other Treatment-Resistant Syndromes. Cannabis Cannabinoid Res.2016

Schicho R., Storr M.: Cannabis finds its way into treatment of Crohn's disease. Pharmacology. 2014;93(1-2):1

Singh U.P. et al.: Cannabinoid receptor-2 (CB2) agonist ameliorates colitis in IL-10(-/-) mice by attenuating the activation of T cells and promoting their apoptosis. Toxicol Appl Pharmacol. 2012 Jan

Zivilisationskrankheiten

Bielawiec P., Harasim-Symbor E., Chabowski A.: Phytocannabinoids: Useful Drugs for the Treatment of Obesity? Special Focus on Cannabidiol. Front Endocrinol (Lausanne). 2020;11:114. Published 2020 Mar 4. https://pubmed.ncbi.nlm.nih.gov/32194509/

Bi G.H., Galaj E., He Y., Xi Z.X.: Cannabidiol inhibits sucrose self-administration by CB1 and CB2 receptor mechanisms in rodents. Addict Biol. 2020;25(4):e12783. https://pubmed.ncbi.nlm.nih.gov/31215752/

Chaves Y.C., Genaro K., Stern C.A. et al.: Two-weeks treatment with cannabidiol improves biophysical and behavioral deficits associated with experimental type-1 diabetes. Neurosci Lett. 2020;729:135020. https://pubmed.ncbi.nlm.nih.gov/32360935/

Die Autoren

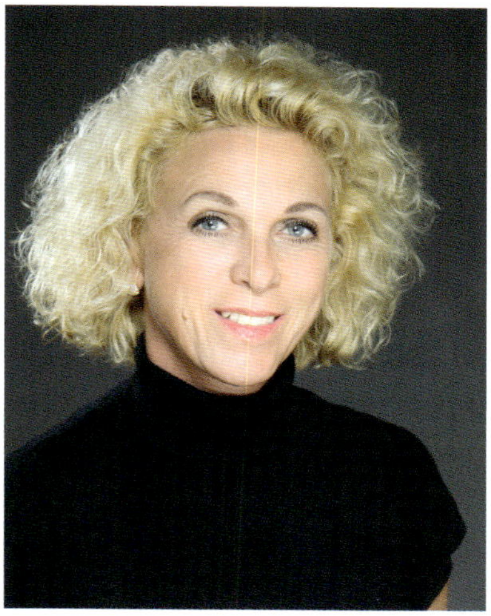

Dr. med. Iris Pleyer ist Gynäkologin und Geburtshelferin. Nach dem Studium der Medizin in Budapest und Wien war sie Assistenzärztin an der Universitätsklinik für Frauenheilkunde in Wien und im SMZ Süd – Kaiser-Franz-Josef-Spital. Außerdem war sie als Assistenzärztin für Anästhesie und Intensivmedizin an der Universitätsklinik für Anästhesie und Intensivmedizin in Wien tätig. Ihre Ausbildung zur Fachärztin für Frauenheilkunde und Geburtshilfe absolvierte sie in Baden bei Wien.

Sie sammelte Erfahrungen in verschiedenen Kliniken, Ambulanzen und in ihrer Ordination. Ihre Ausbildung zur Ärztin für Psychosomatik und zahlreiche Aus- und Weiterbildungen im Bereich der orthomolekularen Medizin verstärkten ihr Interesse an ganzheitlichen Heilmethoden.

Dr. Pleyer beschäftigt sich seit einigen Jahren mit dem Wirkstoff Cannabidiol. Die erfolgreiche Therapie einer ihrer Patientinnen mit Bandscheibenvorfällen veranlasste sie, dieses Buch zu schreiben. Ihr besonderes Interesse gilt dem endocannabinoiden System, vor allem der Übertragung der aktuellen Erkenntnisse der Forschung in den medizinischen Alltag.

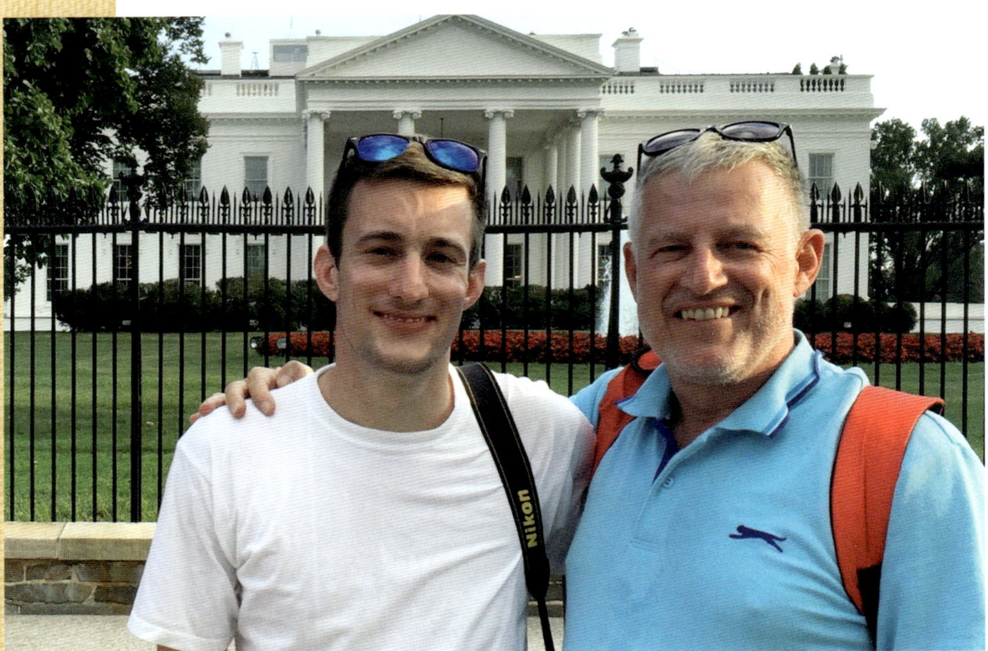

Mag. Michael Hlatky arbeitet seit über 30 Jahren im Verlagswesen und betreibt eine Verlagsagentur bei Graz. Er ist Autor mehrerer Bücher zum Thema Bier, zu allgemeinen gesundheitlichen Themen und Wanderführern.

Philipp Hlatky, MA beschäftigt sich mit internationalen Wirtschaftsthemen und arbeitete im Bereich Digitalisierung für ein Gesundheitsunternehmen und zurzeit im Research-Bereich bei internationalen Organisationen.

Register

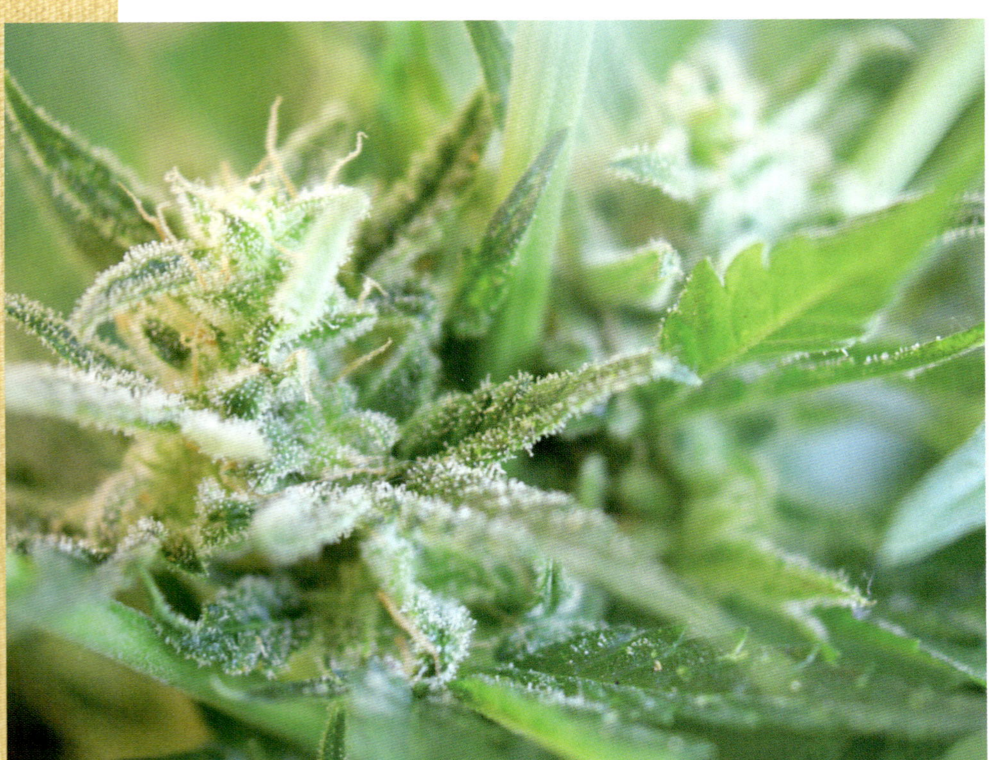

Abbildungsnachweis

Adobe Stock: 50 oben (Erika Mondlova), 51 (RuggedCoast), 149 oben (Aila Medical Pictures), 149 unten (Ivan Ekushenko), 156

Fotolia: 95 (lhedgehogll), 97 (Sebastian Kaulitzky)

Fuchs, Leonhart: 17

Hahsler, Lisa: 58, 72, 100, 119, 144, 151 (Flasche)

Herosan: 46, 49, 50 unten, 75 oben, 167

Hlatky, Michael: 188

Köhler, Adolf: 19 oben

Mauritius Images: 20 (Alarmy), 29 (blickwinkel), 37 Anbau (BSIP), 102 (Kateryna Kon), 145 (Science Photo Library)

Photo-Simonis: 187

Pixabay: 2 (Erin Hinterland), 6 (succo), 8 (Wild0ne), 12/13 (kumarphotographer), 14 (Rita E), 21 (Free-Photos), 22 (7raysmarketing), 27 (petikadlec), 28 (Wild0ne), 33 (ronhvass), 34 Mitte (ulleo), 37 Papier (Andrys), 37 Textilien (Kaoru Yamaoka), 37 Öl (pan-noia0), 37 Seil (Picdream), 39 (GDJ), 44/45 (Wild0ne), 50 Mitte (futurefilmworks), 52/53 (herbalhemp), 55 (cytis), 59 (HoliHo), 60 (Gerd Altmann), 62 (TinaKru), 68 (Gerd Altmann), 74 (CBD-infos-com), 77 (David Cardinez), 83 (WikiMediaImages), 84 (altika), 86 (Erin Hinterland), 89 (jrvalverde), 91 (Gerd Altmann), 92 (padrinan), 94 (Comfreak), 99 (derneuemann), 105 (geralt), 106 (Manfred Antranias Zimmer), 111 (xusenru), 112 (White77), 114 (Peggy Marco), 117 (LewiZ), 120 (Jerzy Gorecki), 122 (moreharmony), 124 (Inspired Images), 127 (granderboy), 130 (Hans), 133 (Holgers Fotografie), 135 (gnvo59), 136 (lechnienarkomanii), 139 (pheee), 141 (Gerd Altmann), 147 (CBD-infos-com), 151 Pflanzen (NickyPe), 155 (derneuemann), 158 (Erin Hinterland), 161 (frolicsomepl), 163 (stevepb), 168/169 (David Cardinez), 170 (Pexels), 179 (futurefilmworks), 180 (congerdesign)

Schaub, Hagen: 11, 16, 34 oben und unten, 37 Pulver, 103, 137, 152, 164, 176, 190

Shutterstock: 31 (Marcin Jucha), 42 (HQuality), 67 (About time), 71 (n-defender), 75 unten (Roxana Gonzalez), 76 (ElRoi), 78 (Creativan), 129 (Kotin)

Wikipedia: 18 (beide Bilder), 19 unten, 24 (James E. Purdy), 37 Faser (Soerfm), 40/41 (Jamesy 0627144)